めまいの診かた，治しかた

室伏利久
帝京大学医学部附属溝口病院耳鼻咽喉科教授

中外医学社

はじめに

　「めまい」は症候名である．つまり，患者さんが訴える症状そのものであり，診断名ではない．一方，「めまい症」は診断名である．ただし，それは，確定診断に至らなかった症例に暫定的につける診断名である．「診断不明」と言っているのと大きな違いはない．患者さんはとりあえず納得してくれるが，筆者自身は，内心忸怩たるものがある．すでにめまいの臨床に携わっている方々は，皆経験されていることと思う．筆者の外来でも10％程度は「めまい症」である．

　「めまい症」の比率は，新しい疾患概念の登場や，新しい診断機器の開発などにより，かなり減少してきたと思う．本書は，この「めまい症」をできるだけ減らしたいと願い，臨床医の方々が，めまい・平衡障害の基礎から実際の診断・治療にいたるまで，基本的な考え方や知識の整理ができるようまとめたつもりである．疾患としては，日常比較的頻繁に遭遇するめまい疾患を中心にさせていただいた．したがって，目次を一読すると，よく知られた疾患や興味ある疾患のなかにもとりあげられていないものがあると感じられるかもしれない．前者の代表が聴神経腫瘍であり，後者の代表が上半規管裂隙症候群であろうか．聴神経腫瘍は，「めまい」を主訴として受診することは比較的まれな疾患であり，上半規管裂隙症候群は，話題の疾患ではあるが頻度としては決して高くはない疾患であり，章立てしてとりあげることはしなかった．しかし，これらの疾患については章立てはしていないものの，いくつかの章のなかで記載している．章立てのない疾患については，索引を活用していただきたい．また，本書は，筆者の考え方に基づき執筆したものであり，いくつかの考え方やいくつかの治療法を総花的に記載することは必ずしも行っていない．1つの考え方として読んでいただきたい．

　「めまい」は高齢者に多い症候であり，超高齢化社会の到来した現在の日本において，その診療の重要度は増してきている．本書が，めまいの臨床に携わる方々に少しでも役立てば，幸いである．

2016年10月

室伏利久

目次

第1部 総論

1 めまい診療のための基礎知識 …………………………………………… 2

①めまいとは何か ……………………………………………………… 2
②身体の平衡はどのように維持されているか ……………………… 2
 前庭迷路 ……………………………………………………… 3
 前庭神経 ……………………………………………………… 6
 前庭神経核と加速度刺激増強機構 ……………………… 7
 前庭系反射 ……………………………………………………… 8
 前庭代償 ……………………………………………………… 13
 小脳と大脳基底核 ……………………………………………… 14
 前庭皮質 ……………………………………………………… 15
③めまいを感じるときには何が起こっているのか ………………… 17

2 めまい診断の方法 ………………………………………………………… 20

①問診 ……………………………………………………………………… 20
②診察室・ベッドサイドでの検査 …………………………………… 23
 眼運動系の検査 ……………………………………………… 23
 体平衡（四肢体幹）系の検査 ……………………………… 32
 その他の神経系の検査 ……………………………………… 34
 問診票・心理テスト ………………………………………… 34
③検査室での検査 ……………………………………………………… 36

3 めまい治療の方法 ………………………………………………………… 55

①めまいにはどのような治療法があるのか ………………………… 55

②生活療法･･･55
　　睡眠･･56
　　食事・嗜好品･･････････････････････････････････････56
　　運動･･57
③薬物療法･･57
　　発作急性期の非特異的薬物治療･･････････････････････57
　　回復期・安定期の非特異的治療･･････････････････････58
　　疾患特異的な薬物治療･･････････････････････････････59
④外科的療法･･61
　　鼓室内（薬物）注入療法････････････････････････････61
　　内リンパ嚢開放術･･････････････････････････････････62
　　迷路摘出術・前庭神経切断術････････････････････････62
　　半規管遮断術･･････････････････････････････････････63
　　内耳窓閉鎖術･･････････････････････････････････････63
⑤理学療法･･64
　　平衡訓練（前庭リハビリテーション）････････････････64
　　BPPVに対する頭位治療････････････････････････････64
　　メニエール病に対する中耳加圧治療･･････････････････65
⑥心理療法・「ムンテラ」･･･････････････････････････････66

第2部　各論

1　めまい平衡障害疾患の全体像･･････････････････････････70

めまい症例の統計的データ･････････････････････････････70
末梢前庭性めまいを起こすものにはどのようなものがあるか，
　　どのような症状があるか･･･････････････････････････72
中枢性めまいを起こすものにはどのようなものがあるか，
　　どのような症状があるか･･･････････････････････････74
末梢前庭性めまいでも中枢性めまいでもない「めまい」を起こす
　　ものにはどのようなものがあるか，どのような症状があるか･･･････75

2 メニエール病 …… 77

- 疾患概念・症状 …… 77
- 病態・分類・診断基準 …… 78
- 検査所見 …… 80
- 鑑別すべき疾患 …… 81
- 治療法 …… 82

3 良性発作性頭位めまい症 …… 85

- 疾患概念・症状 …… 85
- 病態・分類・診断基準 …… 86
- 鑑別すべき疾患 …… 91
- 治療法 …… 92

4 前庭性片頭痛 …… 96

- 疾患概念・症状 …… 96
- 病態・診断基準 …… 98
- 検査所見 …… 100
- 鑑別すべき疾患 …… 101
- 治療法 …… 102

5 前庭神経炎 …… 104

- 疾患概念・症状 …… 104
- 病態・診断基準 …… 105
- 検査所見 …… 107
- 鑑別すべき疾患 …… 108
- 治療法 …… 109

6 中枢性めまい ……………………………………… 110

概説 …………………………………………………… 110
診断 …………………………………………………… 110
脳血管障害によるめまい …………………………… 112
脳腫瘍によるめまい ………………………………… 114
脱髄疾患によるめまい ……………………………… 117
変性疾患によるめまい ……………………………… 117
その他の中枢性めまい ……………………………… 119

7 小児のめまい ……………………………………… 121

概説 …………………………………………………… 121
診断 …………………………………………………… 122
小児に特有のめまい疾患 …………………………… 124

8 高齢者のめまい …………………………………… 129

概説 …………………………………………………… 129
加齢性平衡障害 ……………………………………… 132

9 心因性めまい ……………………………………… 135

疾患概念 ……………………………………………… 135
分類 …………………………………………………… 135
症状と診断 …………………………………………… 136
治療・対処法 ………………………………………… 139

参考書ガイド …………………………………………… 143
おわりに ………………………………………………… 147
索引 ……………………………………………………… 148

第 **1** 部

総論

1 めまい診療のための基礎知識

①めまいとは何か

　「めまい」を定義するとどうなるであろうか．「**めまいは身体の安定感が失われたと感じる不快な自覚症状の総称**」とすることが妥当かもしれない．この定義に従えば，実にさまざまな病態が「めまい」として表現され得る．実際，われわれが身体の安定感を保つには，さまざまな機構が作動している．また，「自覚症状」というところが1つのポイントで，客観的には，安定しているようにみえても，自覚的に安定感を失っていると感じれば，それはめまい症状ということになる．この点については，本章③「めまいを感じるときには何が起こっているのか」であらためて述べる．まず，めまいの前提となる身体平衡の維持機構についてみてゆくことにする．

②身体の平衡はどのように維持されているか

　われわれの身体の平衡状態は，視覚，前庭迷路（内耳）由来の平衡覚，固有感覚（深部感覚）および表在感覚の体性感覚系からの情報を用い，眼球運動，四肢・体幹の運動，自律神経活動を中枢神経系で統合・制御することによって保たれている

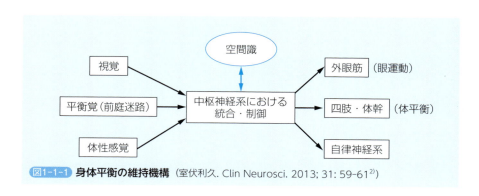

図1-1-1　身体平衡の維持機構（室伏利久. Clin Neurosci. 2013; 31: 59-61[2]）

1. めまい診療のための基礎知識

図1-1-1．入力系のなかで最も重要であるのが，前庭迷路（vestibular labyrinth）およびそのネットワークからなる前庭系（vestibular system）である．まず，この前庭系のパーツとその基本的な機能についてみてゆく．

前庭迷路（vestibular labyrinth）

われわれの内耳は，聴覚系の受容器である蝸牛（cochlea）と平衡系の受容器である耳石器（otolith organ）と半規管（semicircular canal: SCC）からなっており，平衡系の受容器は，前庭迷路と総称される 図1-1-2．**耳石器は卵形嚢（utricle）と球形嚢（saccule）からなり，直線加速度のセンサーである**．この2つの耳石器の感覚細胞は，平衡斑（macula）に存在し，卵形嚢斑（utricular macula）と球形嚢斑（saccular macula）はほぼ直交する面上にのっている 図1-1-3．

平衡斑の感覚細胞（有毛細胞）は炭酸カルシウムの結晶からなる耳石を含むゼラチン質の耳石膜（otoconial membrane）によって覆われている．感覚細胞には，Ⅰ型とⅡ型の2種類の有毛細胞がある 図1-1-4．Ⅰ型有毛細胞は，フラスコ型をしてお

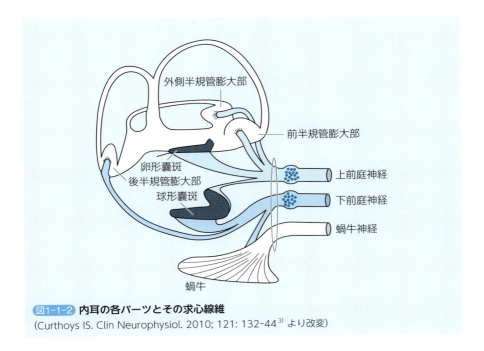

図1-1-2　内耳の各パーツとその求心線維
(Curthoys IS. Clin Neurophysiol. 2010; 121: 132-44[3]）より改変)

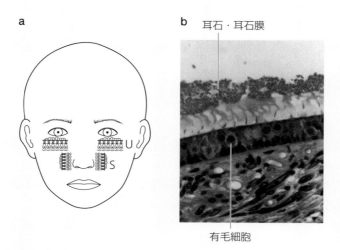

図1-1-3 耳石器の構造
(室伏利久. Clin Neurosci. 2012; 30: 20-3[11], および, 室伏利久. 帝京医学. 2012; 35: 1-10[4])
a: 卵形嚢（U）と球形嚢（S）の位置関係, b: 平衡斑

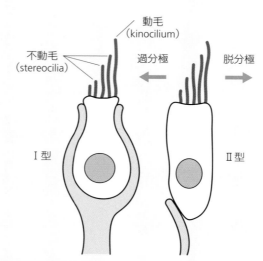

図1-1-4 2種類の前庭系有毛細胞 (Murofushi T, et al. Vestibular evoked myogenic potential: its basics and clinical applications. Tokyo: Springer; 2009[5])

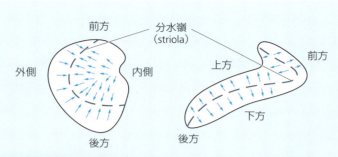

図1-1-5 平衡斑の感覚細胞の極性（室伏利久. Clin Neurosci. 2012; 30: 20-3[11])
平衡斑の感覚細胞の極性は，ひとつひとつの細胞で異なっている．

り，杯型（calyx type）の神経終末に囲まれている．一方，Ⅱ型有毛細胞は，シリンダー型をしており，ボタン型（bouton type）の神経終末をもつ．いずれの型の有毛細胞も，その頂部には1本の動毛（kinocilium）と多数の不動毛（stereocilia）からなる毛束がある．動毛方向への毛束の偏位が有毛細胞の脱分極を，逆向きの偏位が過分極を生じる．

　身体の傾きを含む直線加速度刺激により，耳石膜と結合した感覚細胞の毛束の偏位が生じ，直線的な身体の運動に関する情報を中枢神経系に伝達する．**平衡斑の感覚細胞は**，後に述べる半規管系と異なり，**個々の感覚細胞が最も鋭敏に応じる方向（極性）が異なっており**，平衡斑の中央付近にある分水嶺（striola）をはさんでその極性が逆転している 図1-1-5．

　一方，半規管には，前半規管（anterior SCC），後半規管（posterior SCC），外側半規管（lateral SCC）の3つがあり，こちらは，角加速度のセンサーである．3つの半規管は，ほぼ直交する平面上に存在する．半規管の感覚細胞は，半規管膨大部（ampulla）の膨大部稜（crista ampullaris）にある 図1-1-6．

　膨大部稜の感覚細胞もやはり，Ⅰ型とⅡ型の2種類の有毛細胞からなる．系統発生的にはⅡ型有毛細胞のほうが古い．感覚細胞の上には，ゼラチン質のクプラがのっており，角加速度刺激による内リンパ流動によりクプラの偏位，それによる感覚細胞の毛束の偏位が生じ，身体の回転に関する情報を中枢神経系に伝達する．半規管の感覚細胞の極性は，耳石器の場合と異なり，1つの膨大部稜上では同一である．**外側半規管に関しては，膨大部に向かう内リンパ流動（向膨大部流）が興奮性に，逆向き（反膨大部流）が抑制性に働く．前半規管と後半規管の場合は，逆で，反膨

第1部　総論

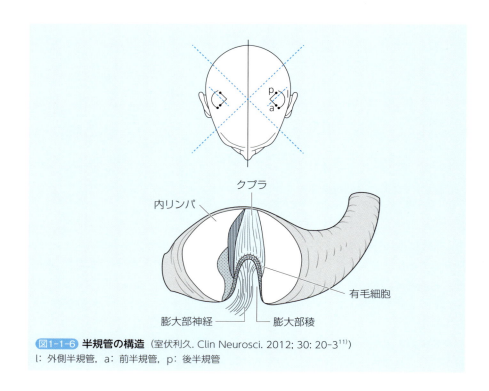

図1-1-6　半規管の構造（室伏利久. Clin Neurosci. 2012; 30: 20-3[11]）
l: 外側半規管，a: 前半規管，p: 後半規管

大部流が興奮性に，反膨大部流が抑制性に働く（Ewaldの第一法則）．

前庭神経（vestibular nerve）

　前庭神経（vestibular nerve）は，前庭迷路からの情報を中枢神経系へと伝達する感覚神経で，前庭神経の双極性細胞は内耳道底で前庭神経節（vestibular ganglion, Scarpa's ganglion）を形成する．前庭神経は，上前庭神経（superior vestibular nerve）と下前庭神経（inferior vestibular nerve）に分けられる．**上前庭神経は，外側半規管，前半規管，卵形嚢由来の求心線維と球形嚢由来の求心線維の一部を含む．一方，下前庭神経は，後半規管由来の求心線維と球形嚢由来の求心線維の大部分を含む** 図1-1-2 ．

　前庭神経ニューロンは自発発火しているが，そのレートは，60～120 spikes/sec程度である．感覚細胞から興奮性の入力があれば，このレートは増加し，抑制性の入力があれば，減少する．減少は，当然のことながら0で頭打ちとなるので，**大き**

な加速度がかかった場合，一側耳からの興奮性の入力と対側耳からの抑制性入力は非対称となり，興奮性入力が優位となる．これは，検査の項で述べる HIT の原理を理解するうえで重要である（第1部第2章［31頁］参照）．

前庭神経ニューロンは，その自発発火のパターンにより，規則的な発火をするニューロンと不規則な発火をするニューロンに分類される．規則的な発火をするニューロンは，主として II 型有毛細胞からの情報を伝え，感受性はやや低く，また，形態的には，中等度からむしろ径の細い軸索をもつ．一方，不規則な発火をするニューロンは，主として I 型有毛細胞の情報を伝え，感受性は高く，また，形態的には，中等度からむしろ径の太い軸索をもつ．

前庭神経核（vestibular nucleus）と加速度刺激増強機構

前庭神経ニューロンは，上行枝と下行枝に分枝したうえで，主として脳幹の前庭神経核に投射している．前庭神経核は，延髄橋移行部背外側に位置している．前庭神経核の主要な部分は，上核（superior nucleus），外側核（ダイテルス核）(lateral nucleus, Deiters nucleus)，内側核（medial nucleus），および下核（inferior nucleus）からなっている．

前庭神経核ニューロンには，核と同側への回転で興奮する I 型ニューロンと抑制される II 型ニューロンの 2 つの異なったタイプのニューロンがある．I 型ニューロンは，同側の前庭神経ニューロンによって単シナプス性に興奮させられる興奮性ニューロンであるのに対し，II 型ニューロンは，対側の迷路刺激によって興奮する抑制性ニューロンである．左右の前庭神経核ニューロンは，この I 型ニューロンと II 型ニューロンの回路によって結ばれている 図1-1-7 ．この両側の前庭神経核を結ぶ線維は交連線維（commissural fiber）と呼ばれ，この対側への抑制性入力を**交連性抑制（commissural inhibition）**と呼ぶ．この機構は，**半規管系の場合，角加速度刺激に対する前庭神経核入力を増強させるために作用**している．

同様の機構は半規管系のみならず，耳石器である卵形嚢系にも存在するが，球形嚢系には存在しない．球形嚢系の場合，一側の球形嚢の分水嶺の両側の極性が逆のニューロン間の結合による加速度刺激増強機構という別の加速度刺激増強機構がみられる 図1-1-8 ．これは，**交分水嶺性抑制（cross-striolar inhibition）**と呼ばれている．

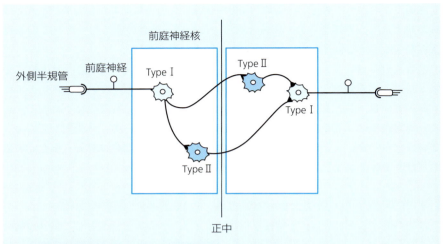

図1-1-7 前庭神経核ニューロンと交連性抑制 (Murofushi T, et al. Vestibular evoked myogenic potential: its basics and clinical applications. Tokyo: Springer; 2009[5])

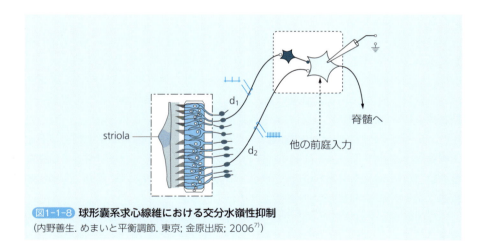

図1-1-8 球形嚢系求心線維における交分水嶺性抑制
(内野善生. めまいと平衡調節. 東京; 金原出版; 2006[7])

前庭系反射

　末梢前庭から入力された情報は，外眼筋，および四肢・体幹の筋，および自律神経系へ出力される反射を生じる．これらの反射路はそれぞれ，前庭眼反射（vestubulo-ocular reflex：VOR），前庭脊髄反射（vestibulo-spinal reflex：VSR），前

庭自律神経反射（vestibulo-autonomic reflex）と呼ばれる．

前庭眼反射

　注視の維持のために，前庭眼反射により，頭部の運動を代償する眼運動が生じる．たとえば，右向きの角加速度をもつ回転刺激が加えられた場合，外側半規管由来の前庭眼反射が生じ，これにより左向きの眼球運動が生じる．前庭眼反射に関する各半規管と外眼筋の結合を 表1-1-1 に示す．基本的には，頭部の運動を代償しキャンセルする方向に反射が働く．角加速度刺激の場合には，半規管系が作動する（半規管眼反射）．上記の右向きの角加速度が生じている場合の生じた前庭眼反射による左向きの眼球運動が眼振の緩徐相となり，この眼球偏位のリセット機構として急速眼球運動が眼振の急速相として生じる．回転中に生じる眼振を**回転中眼振**（per-rotatory nystagmus）と呼び，回転を中断したときに生じる眼振を**回転後眼振**（post-rotatory nystagmus）と呼ぶ．**回転後眼振**は，回転を止めるために生じた負の角加速度に対応する眼振であるので，回転中眼振の向きと反対向きである．各半規管が刺激されたときに生じる眼振を 図1-1-9 に示す．

　回転眼振は，生理的な眼振であり，出現することが正常である．直線加速度が作用した場合には，耳石器系が反応する（耳石器眼反射）．耳石器眼反射，とくに球形嚢眼反射は非常に弱い．

表1-1-1 半規管求心線維から外眼筋運動ニューロンへの結合パターン（Baloh RW, et al. Clinical neurophysiology of the vestibular system. 4th ed. New York: Oxford University Press; 2011[1]）

半規管	興奮	抑制
前半規管	I-SR C-IO	I-IR C-SO
後半規管	I-SO C-IR	I-IO C-SR
外側半規管	I-MR C-LR	C-MR I-LR

I: 同側, C: 対側, MR: 内直筋, LR: 外直筋,
SO: 上斜筋, IR: 下直筋, IO: 下斜筋, SR: 上直筋

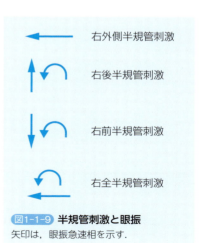

図1-1-9 半規管刺激と眼振
矢印は，眼振急速相を示す．

● 第1部　総論

　眼振とは，眼球の不随意でリズミカルな往復運動である．通常，ゆっくりした眼球運動（緩徐相）と，はやい運動（急速相）からなる（jerky nystagmus）．前庭刺激あるいは抑制によって生じる眼振はjerky nystagmusである．回転刺激など，加速度負荷がかかったときに生じる眼振は正常反応であるが，特段の刺激がないときに生じる眼振は病的な眼振である．一部に，緩徐相と急速相の二相の区別がはっきりしない振子様眼振（pendular nystagmus）もある．

前庭脊髄反射

　前庭迷路の刺激は頸部，四肢・体幹の諸筋の活動を生じる．前庭脊髄反射は，転倒の防止にも重要である．主要な経路として，同側の外側前庭脊髄路（lateral

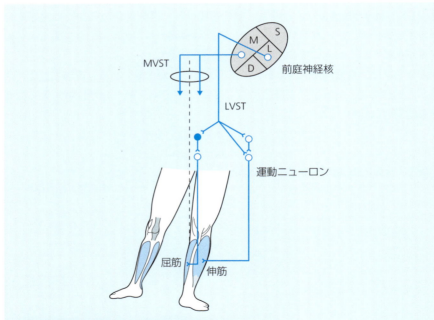

図1-1-10 前庭脊髄反射による四肢筋に生じる反射
(Fetter M, et al. In: Baloh RW, et al, editors. Disorders of the vestibular system. New York: Oxford University Press; 1996. p.105-12[6])
同側の伸筋には興奮性入力，屈筋には抑制性入力となる．
S: 上核，M: 内側核，D: 下核，L: 外側核，MVST: 内側前庭脊髄路，LVST: 外側前庭脊髄路

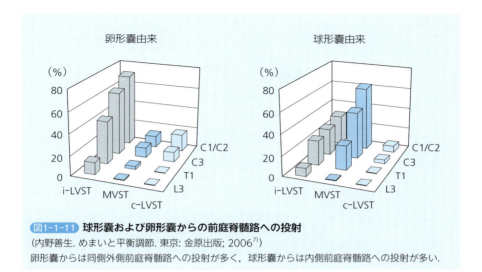

図1-1-11 球形嚢および卵形嚢からの前庭脊髄路への投射
(内野善生. めまいと平衡調節. 東京: 金原出版; 2006[7])
卵形嚢からは同側外側前庭脊髄路への投射が多く,球形嚢からは内側前庭脊髄路への投射が多い.

vestibulo-spinal tract: LVST),同側および対側の内側前庭脊髄路(medial vestibulo-spinal tract: MVST)がある 図1-1-10 図1-1-11 .

　外側前庭脊髄路は,前庭神経外側核に発し,同側の脊髄を下降し,頸髄・胸髄・腰髄に至る.外側前庭脊髄路ニューロンは興奮性である.一方,内側前庭脊髄路は,前庭神経内側核,下核,外側核から発し,内側縦束を通り,主として頸髄レベルまで,一部は胸髄レベルにまで達する.内側前庭脊髄ニューロンには興奮性と抑制性の両者が存在する.頭部に加えられた角加速度および直線加速度によって,LVST 経由の情報により,同側の伸筋の筋トーヌスは増大し,一方,屈筋の筋トーヌスは低下する 図1-1-10 .したがって,一側前庭迷路障害が生じると,障害側の下肢の伸筋(抗重力筋)の筋トーヌスが低下し,身体の障害側への偏倚が生じる.

　前庭脊髄反射の一部である前庭頸反射(vestibulo-collic reflex: VCR)は,頭頸部の運動に際し,頭部を安定させるために作用する.内側前庭脊髄路と外側前庭脊髄路の両者を通して,頸筋の運動神経ニューロンに直接的および間接的な入力がある.

前庭自律神経反射

　前庭自律神経反射には前庭神経核から脳幹の自律神経核群への直接的な下行路と傍小脳脚核(parabrachial nucleus)を介し(上行路),その後,下行し自律神経核群

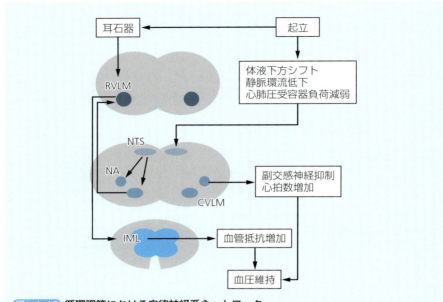

図1-1-12 循環調節における自律神経系ネットワーク
(青木光広, 他. Equilibrium Res. 2012; 71: 186-93[8])
RVLM: 延髄頭側延髄腹外側野, NTS: 孤束核, CVLM: 延髄尾側背外側核, NA: 疑核,
IML: 脊髄中間外側核

に投射する系が存在する．末梢前庭系から自律神経系への入力のため，前庭自律神経反射が引き起こされ，悪心，嘔吐，発汗，顔面蒼白，唾液分泌増加，倦怠感などの自律神経症状が生じる．前庭自律神経反射は動揺病（乗り物酔い）との関連で取り上げられることが多く，このためネガティブな作用が強い印象がある．しかし，前庭系からの情報は，起立時の循環調節機構にも重要な役割を果たしており，起立性調節障害に代表される失神性めまいは，しばしばこの反射システムの障害のために生じる 図1-1-12 ．

動揺病（motion sickness）といわれる疾患がある．一般には乗り物酔いといわれる．動揺病の病態には諸説があるが，基本的には，前庭自律神経反射の過剰な発現と考えられる．乗り物酔いの薬は，めまい発作の急性期に用いる抗ヒスタミン作用のある薬物であ

る．動揺病と類似の疾患に下船病（mal de debarquement syndrome）と呼ばれる疾患もある．この疾患では，飛行機や船からおりた後も長期間揺れている感覚やそれに伴う不快感が持続する．依然謎の多い疾患であるが，おそらく，前庭刺激に対する何らかの適応障害の可能性が考えられる．

前庭代償（vestibular compensation）

　一側の末梢前庭機能が大きく障害されると，前庭眼反射や前庭脊髄反射の障害が生じ，眼振や平衡失調をきたす．これらの症状は，末梢前庭からの入力が回復しなくとも，時間の経過とともに軽快してゆく．この現象は**前庭代償**と呼ばれる．前庭代償の過程には，複数のシステムが関与していると考えられるが，中枢神経系の可塑性（plasticity）が大きく関与している．具体的には，障害側と同側前庭小脳（小脳片葉，IX 葉，X 葉）を介した対側前庭神経核ニューロン活動の抑制の増強が前庭神経核レベルでの活動の左右差の是正に寄与している 図1-1-13．

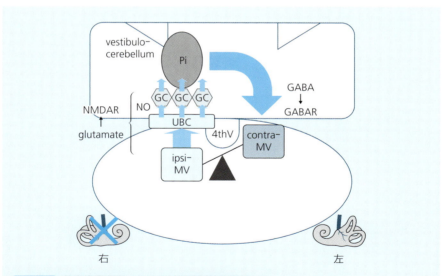

図1-1-13　前庭代償過程における対側抑制神経回路のシェーマ
(北原 糺. MB ENTONI. 2008; 87: 50-5[9])
右末梢前庭障害が生じた場合，右前庭神経核の活動レベルが低下するが，これにより，対側抑制神経回路が始動し，前庭神経核レベルでの活動の左右差が是正される．

小脳と大脳基底核 (cerebellum and basal ganglia)

　大脳皮質 (cerebral cortex) からでた随意運動に関する指令は，脊髄ニューロンに伝達され運動を惹起するが，その運動および運動を完遂するための身体平衡の制御には，小脳と大脳基底核の果たす役割が大きい．

　小脳は，姿勢・バランスの維持，協調的な熟練を要する速い運動の学習と遂行に寄与している．末梢前庭系や体性感覚系の情報をモニターしつつ，運動の意図と実際の運動の誤差を修正し，運動を円滑に行うようコントロールしている 図1-1-14 ．小脳がコントロールしている運動には当然眼球運動も含まれる．したがって，小脳障害のため，円滑な眼球運動も障害される．眼球運動の観察が，小脳障害の検索に

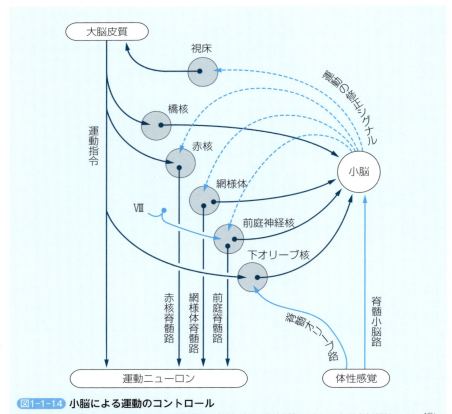

図1-1-14　小脳による運動のコントロール
(坂井建雄, 他編. カラー図解 人体の正常構造と機能 全10巻縮刷版. 2版. 日本医事新報社; 2012[10])

有用である所以である．

　大脳基底核は，被殻（putamen）と尾状核（caudate nucleus）からなる線条体（striatum），黒質（substantia nigra），淡蒼球（pallidum），視床下核（subthalmic nucleus）からなる．運動の開始と終止に重要な役割を果たす．大脳皮質から大脳基底核を経て大脳皮質に戻る回路には，運動を開始し，終止する機能があるとされる．大脳基底核は，視床や上丘（superior colliculus）に抑制的な効果をおよぼすことによって不必要な運動を抑制し，筋トーヌスに影響を与えている．

前庭皮質（vestibular cortex）

　われわれは，感覚系からの情報をもとに空間における**自己の位置，姿勢，運動の方向を認識**している．この認識は，**空間識（space orientation）**と呼ばれる．空間識は，大脳皮質で形成されると考えられ，**空間識の形成に関わる大脳皮質を前庭皮質**と呼んでいる．前庭皮質は，「めまい感」の認識にも与っているものと考えられる．前庭皮質とされる部位は，前庭刺激以外にも，視覚刺激や体性感覚刺激にも応じることが知られている．このことは，空間識やめまい感が単に前庭系由来の情報のみならず，多種の感覚情報からなりたっていることを如実に物語っている．

　前庭入力を受ける大脳皮質領域には，parieto-insular vestibular cortex（PIVC，頭頂島前庭皮質），3aV，2v，ventral intrapariental area（VIP，腹側頭頂間野），medial

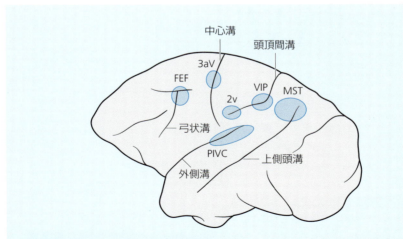

図1-1-15　前庭入力を受ける大脳皮質領域（室伏利久．Clin Neurosci. 2013; 31: 59-61[2]）

superior temporal area（MST，内側上側頭野）に加えて，frontal eye field（FEF，前頭眼野）がある 図1-1-15．PIVC は，主要な前庭皮質とされ，この部位のニューロンの 2/3 が前庭刺激に応じる．これらの前庭刺激に反応する PIVC ニューロンは，体性感覚刺激や視覚刺激にも応じる．

前庭迷路から前庭皮質への経路は，視床を経由する 図1-1-16．視床への投射に

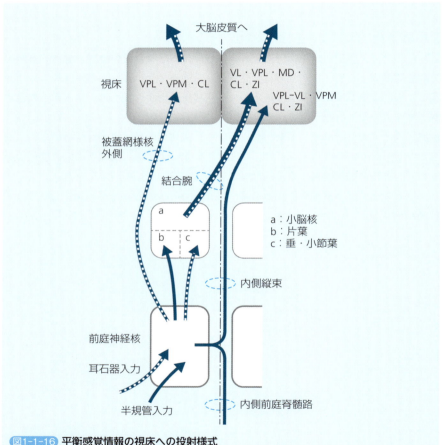

図1-1-16 平衡感覚情報の視床への投射様式
(内野善生. In: 内野善生, 他編. 臨床に役立つめまいと平衡障害. 東京: 金原出版; 2009. p.70-2[12])
VPL: 後外側腹側核, VPM: 後内側腹側核, CL: 外側中心核, VL: 外側腹側核, MD: 背内側核, ZI: 不確帯, VPL-VL: 後外側腹側核-外側腹側核移行部

は同側性の経路と対側性の経路の両者がある．卵形嚢由来の情報は主として同側視床に，後半規管および球形嚢由来の情報は主として対側視床に投射するとされる．交差し対側へと投射する経路は，内側縦束（medial longitudinal fasciculus：MLF）内を，交差せず同側へと投射する経路は，内側毛帯（medial lemniscus）付近を走行する．ヒトにおける臨床研究によれば，交差する経路の障害が，空間識障害としての主観的視性垂直位（subjective visual vertical：SVV）の異常に加えて，眼球運動の異常，ocular torsion や skew deviation を伴うのに対し，交差しない経路の障害では，眼球運動の異常は伴わず，空間識障害（SVV の異常）をきたす．

③めまいを感じるときには何が起こっているのか

この章の最初にめまいを「身体の安定感が失われたと感じる不快な自覚症状の総称」と定義したわけであるが，

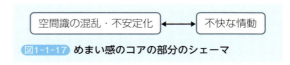

図1-1-17 めまい感のコアの部分のシェーマ

めまいを感じているときには，そのコアの部分としては，中枢神経系内で空間識の混乱・不安定化が生じ，このことが，不快な情動と相互作用し，増幅している状態が想定される 図1-1-17．

②で述べた身体平衡の維持システムのコアの部分である前庭系反射に急性の誤作動が生じためまいの状況を模式的に記すと，図1-1-18a のような状態が考えられる．前庭系からの異常入力そのものと体性感覚系とのミスマッチが空間識の混乱・不安定化をもたらし，不快な情動を増幅し，さらにさまざまな自律神経症状を生じさせると考えられる．心因性めまいの場合は，末梢からの入力の異常はないものの不快な情動そのものが発端となり，空間識の混乱・不安定化がもたらされるのであろう 図1-1-18b．一方，体性感覚系障害の場合に前庭系とのミスマッチにより空間識の混乱・不安定化は生じるものの，自律神経系への入力が前庭系と比較すると少なく，このため，自律神経症状がマイルドであると考えられる 図1-1-18c．失神性めまいの場合には，中枢神経系の血流障害や神経機能の障害が直接中枢神経系内で空間識に影響すると考えることができる 図1-1-18d．このようなめまいの基本的な構造を考えておくと，個々のめまい平衡障害疾患・症例の治療戦略を考えてゆくうえで有用ではないだろうか．

a. 前庭障害の場合

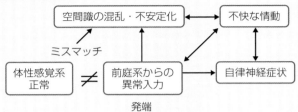

b. 心因性障害の場合

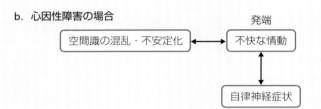

c. 体性感覚系障害の場合

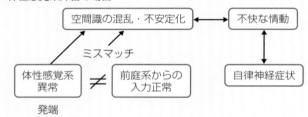

d. 失神性めまいの場合

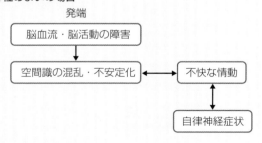

図1-1-18 障害部位とめまい感の関係

■参考文献

1) Baloh RW, Kerber KA. Clinical neurophysiology of the vestibular system. 4th ed. New York: Oxford University Press; 2011.
2) 室伏利久. 平衡感覚. Clin Neurosci. 2013; 31: 59-61.
3) Curthoys IS. A critical review of the neurophysiological evidence underlying clinical vestibular testing using sound, vibration and galvanic stimuli. Clin Neurophysiol. 2010; 121: 132-44.
4) 室伏利久. 耳石器とめまい. 帝京医学. 2012; 35: 1-10.
5) Murofushi T, Kaga K. Vestibular evoked myogenic potential: its basics and clinical applications. Tokyo: Springer; 2009.
6) Fetter M, Dichgans J. How do the vestibulo-spinal reflex work? In: Baloh RW, et al, editors. Disorders of the vestibular system. New York: Oxford University Press. 1996. p.105-12.
7) 内野善生. めまいと平衡調節. 東京: 金原出版; 2006.
8) 青木光広, 坂井田 譲, 田中邦彦. 前庭血管系反射と起立性循環調節. Equilibrium Res. 2012; 71: 186-93.
9) 北原 糺. 加齢と前庭代償. MB ENTONI. 2008; 87: 50-5.
10) 坂井建雄, 河原克雅, 編. カラー図解 人体の正常構造と機能 全10巻縮刷版. 2版. 東京: 日本医事新報社; 2012.
11) 室伏利久. 平衡感覚の末梢伝導路. Clin Neurosci. 2012; 30: 20-3.
12) 内野善生. 平衡感覚と視床. In: 内野善生, 他編. 臨床に役立つめまいと平衡障害. 東京: 金原出版; 2009. p.70-2.

2 めまい診断の方法

　前章で述べたように，われわれの身体の平衡状態は，視覚，前庭迷路由来の平衡覚，固有感覚（深部感覚）などの体性感覚系からの情報を用い，眼球運動や四肢・体幹の運動を中枢神経系で統合・制御することによって保たれている．基本的には，めまいや平衡障害はこのシステムの不具合によるものである．（もっとも広義のめまいにはそれ以外のものも含まれるが．）したがって，めまいや平衡障害の診断にあたっては，こうした身体の平衡の維持に関わる機構のどこに異常があるのかを明らかにすることがまず必要である．そのためには，的確な問診と検査が必要である．この章では，めまい・平衡障害の診断に必要な問診も含めた診察・検査法について解説する．

①問診

　問診は，めまい・平衡障害の診察に限らず，最初に行われる，そして最も重要なポイントである．人体の平衡を維持するために働く機構は複雑であるため，いわゆる「めまい」の原因は多岐にわたる．また，その複雑さに加え，「めまい」という表現が個々の患者さんによりさまざまな状態を表現するために用いられるので，事態はいっそう複雑になる．

　最も狭い意味での「めまい」は回転性めまいである．これは，英語で表現するとrotatory vertigoにあたる．"Vertigo"自体で回転性めまいを意味するとの解釈もなりたつが，現在のめまい平衡医学の考え方では，自己運動感があれば，純粋に回転性でなくともvertigoとしてよいとする意見も多い．筆者の考えによるめまい・平衡障害の分類を 表1-2-1 に示した．それ以外の状態も含めて，患者さんが「めまい」ということばで表す可能性のある状態を 表1-2-2 にまとめてみた．

　自己運動感のあるめまいの場合には，末梢前庭から中枢神経系の平衡機能システムの最もコアな部分に急性の障害が生じた可能性が考えられる．回転感が強い場合には，半規管系が障害されていると考えるべきであるし，回転感ではない運動感の

2. めまい診断の方法

表1-2-1　めまいの分類

自己運動感の明確なめまい（vertigo）
　　回転性めまい（rotatory vertigo）
　　身体傾斜感・直線的運動感（tilting sensation and translation sensation）
自己運動感の不明確なめまい（dizziness）
　　浮動性めまい（floating dizziness）
身体の不安定感（unsteadiness）
　　平衡障害（disequilibrium）
失神性めまい（syncope dizziness）
　　失神を伴う転倒発作（drop attack with syncope）
　　眼前暗黒感（black out）

表1-2-2　患者によって「めまい」ということばで表される場合のある状態

回転性めまい	動悸
浮動性めまい	胸痛
平衡障害	頭痛
歩行障害	悪心
眼前暗黒感	不安感・焦燥感
失神感	

場合には，耳石器系の単独障害の可能性も考えられる．自己運動感あるいはその方向性が不明瞭で，なんだがふわふわするような感じの場合には，もう少し，ターゲットが広がり，最も診断が難しい部分である．平衡障害である場合には，前庭系のみならず，深部感覚など体性感覚系の障害についても考えなければならない．失神性めまいの場合には，てんかんのほか，頸部や頭蓋内の血管障害，血圧異常，不整脈などの循環器障害，自律神経障害，低血糖や甲状腺機能亢進症などの内分泌障害，肺気腫による低酸素状態など多彩な疾患で生じる場合もあるので，全身に目を配る必要がある．

　　病歴を聴取する場合の最初で最大のポイントは，患者さんの訴える「めまい」が，医学的に細分するとどのような状態であるかということを明らかにすることである．ここが正しい診断に至る最初で最大の関門である．

患者さんの訴える「めまい」が何を表すか，すなわちめまいの**性状**がある程度はっきりしたら，さらに詳細な病歴を聴取する．回転性あるいは浮動性めまい，平衡障害など平衡の維持に直接関係のありそうな部位の障害が疑われる場合，次に問診す

ることは，この症状が**発作的か持続的か**，発作的な場合どのくらい持続するのか（**持続時間**），発作は今回が初回か，反復しているのかといったことをたずねる．持続時間に関しては，1分以内，数分以内のものか，数時間持続するものか，1日以上続くのかといったおおまかな程度でよいので必ず問診する必要がある．

表1-2-3 問診すべき項目
1. めまいの性状
2. 発作性か持続性か
3. 持続時間
4. 初回か反復か
5. 誘因
6. 随伴症状
7. 既往歴・服薬歴
8. 家族歴

つぎに，**誘因**について問診する．ある特定の姿勢，頭位をとったときに生じるのか，咳をしたとき，力んだときなど中耳・内耳にかかる圧力が変化するときに生じるのか，大きな音をきいたとき，歩行中，目を閉じたときや暗がりで生じるのかといった点である．ある特定の姿勢，頭位をとったときに生じるとすれば，良性発作性頭位めまい症の可能性が考えられる．中耳・内耳に対する圧変化に関係するとすれば，瘻孔症状のあることが疑われる（外リンパ瘻，真珠腫性中耳炎，上半規管裂隙症候群など）．大きな音をきいたときであれば，Tullio現象のある可能性が高い．また，歩行中に複視が出現するということが主訴であれば，jumbling現象と考えられ，両側前庭機能の高度低下が疑われ，夜間や閉眼時の平衡障害はRomberg現象陽性と考えられ，両側前庭機能の高度低下や固有感覚障害を疑わせる．

さらに，**随伴症状**について問診する．第一には，難聴，耳鳴，耳閉感などの**蝸牛症状**や耳痛，耳漏などの耳症状の随伴の有無である．続いて，他の脳神経症状（顔面感覚障害，複視，顔面神経麻痺，嗄声など），小脳症状（構音障害，企図振戦など），全身の感覚障害の有無について問診する．このほか，既往歴や現在内服中の薬物，家族歴などについて問診する．既往歴のなかでは，片頭痛をはじめとする頭痛の有無，高血圧，糖尿病，高脂血症などの脳血管障害のリスクファクターについては必ず問診する必要がある 表1-2-3．

このほか，睡眠の状態，仕事や学校に行けているか，休日をどのように過ごしているか，など全般的な活動状態についても問診できればしておいたほうがよいだろう．これらの情報は，心因の関与について検討するときにも参考になる．外来診療においては，問診時間短縮および聞き漏らし防止のために上記の内容についての問診票をあらかじめ作成しておくことも1つの方法である．このような問診を通して，疑われる疾患はかなり絞り込むことができる 図1-2-1．

もちろんめまい発作の急性期に救急搬送されてきた場合，以上のすべてについて詳細に問診することは不可能である．このようなときには，めまいの性質，誘因，

2. めまい診断の方法

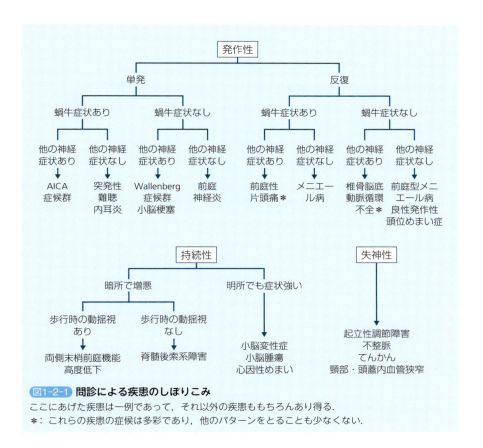

図1-2-1 問診による疾患のしぼりこみ
ここにあげた疾患は一例であって，それ以外の疾患ももちろんあり得る．
＊：これらの疾患の症候は多彩であり，他のパターンをとることも少なくない．

随伴症状，初回発作か反復しているのか，基礎疾患について要領よく問診する必要がある．

②診察室・ベッドサイドでの検査

平衡機能検査一般にいえることであるが，出力系の違いにより，眼運動系の検査と体平衡（四肢体幹）系の検査に大別される．以下に主要な検査の概要を記す．

眼運動系の検査

眼振の観察の前に，眼球がフルに動いているか，左右眼が共同運動しているかに

ついてチェックする．側方注視麻痺や共同運動障害は，中枢病変の存在を示唆する重要な所見である．

　診察室・ベッドサイドで眼振の観察を行う検査には，注視眼振検査，頭位・頭位変換眼振検査，頭振後眼振検査，圧刺激検査，振動刺激検査があり，眼振検査ではないが，前庭眼反射の検査として，head impulse test（HIT）がある．必須項目は，注視眼振検査と頭位・頭位変換眼振検査である．

注視眼振検査（gaze nysgamus test）【必須】

　注視眼振検査は，自発性異常眼球運動検査の1つで，正面，左右，上下注視時の眼球運動を観察し，前庭迷路から中枢に至る病変の診断を目的とする．検者の指先あるいはボールペンの先などを注視させて検査を行う．側方視，上方視，下方視は約30°程度の位置を注視させる．記載法は，図1-2-2 に示す．眼振を表す矢印は，被検者と対面した検者が観察したままの眼振急速相の向きを記載すればよい．

　注視眼振を観察する際には，同時に，視標の追跡がsmoothであるかどうかという点にも注意する必要がある．注視眼振は多彩であるが，頻度の高いものとしては，定方向性眼振（direction-fixed nystagmus），注視方向性眼振（gaze-evoked

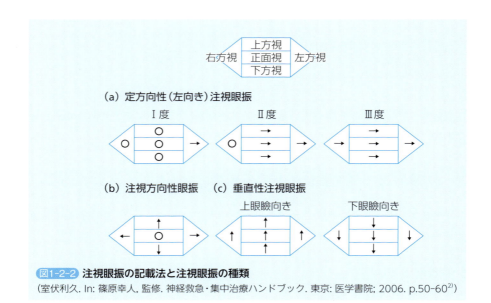

図1-2-2 注視眼振の記載法と注視眼振の種類
（室伏利久．In: 篠原幸人，監修．神経救急・集中治療ハンドブック．東京: 医学書院; 2006. p.50-60[2]）

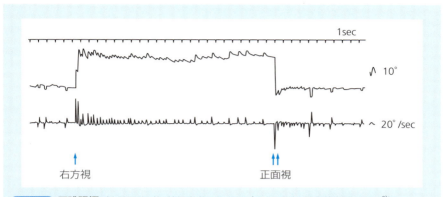

図1-2-3　反跳眼振（水野正浩, 他. 神経疾患のENGアトラス. 東京: 医歯薬出版; 1994[3]）
右方視で右向きに眼振を認め，正面視にもどすと左向きに眼振を認めた．不全型の反跳眼振である．
上段からタイムスケール，眼球運動原波形，眼球運動速度波形.

nystagmus），垂直性眼振（vertical nystagmus）がある 図1-2-2．このほか，反跳眼振（rebound nystagmus）や純回旋性眼振（torsional nystagmus）も中枢障害を示唆する注視眼振の一種である．反跳眼振は，側方注視眼振の亜型で，完全型と不全型があるが，完全型はまれである．正面視では注視眼振の存在しない例で，側方を注視し続けると，当初注視方向に向かう眼振がみられていたものが逆転し，正面視に戻ってもしばらくこの眼振が持続するのが完全型で，側方視では注視方向へ向かう眼振は減弱するものの逆転せず，正面視に戻したときに向きの逆転した眼振が認められるのが不全型である 図1-2-3．

定方向性眼振は前庭系の左右非対称性の障害を示唆するものであり，多くは，急性の末梢前庭障害であるが，中枢性障害を否定するものではない．注視方向性眼振は注視した方向に急速相をもつ眼振で，主として小脳・脳幹障害の場合に認められる．また，正面注視で垂直性眼振，純回旋性眼振が認められる場合も中枢障害が疑われる．

眼振の向きは，被検者に正対した検者にみえたとおりの急速相の方向をカルテに記載すればよい．では，ことばで表現するときはどうするか．水平成分は，患者の視点から右向き，左向き，垂直成分は，上眼瞼向き，下眼瞼向きである．回旋成分についてはまだ混乱

がみられるが，国際的には，眼球の上極が向かう側への回旋性眼振と表現することで落ち着きそうである．簡潔に表現するとすれば，図1-2-8 の懸垂頭位での回旋成分は「右回り」でいいのではないかと思う．

頭位・頭位変換眼振検査（positional and positioning nystagmus test）【必須】

フレンツェル眼鏡 図1-2-4 または赤外線 CCD カメラ 図1-2-5 を用いて，頭位・頭位眼振検査を行う．また，これらの観察条件では，瞳孔の観察が容易になるので，このときに，瞳孔の左右不同の有無についてもチェックするとよい．頭位眼振

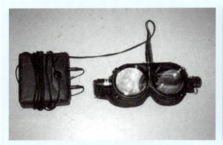
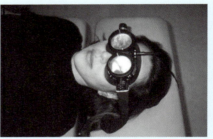

図1-2-4 フレンツェル眼鏡

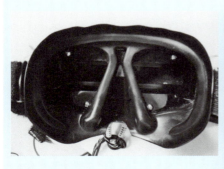
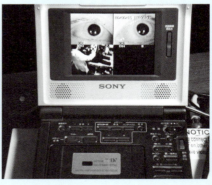

図1-2-5 赤外線CCDカメラ

の観察は通常仰臥位で行い，正面，右下，左下，懸垂頭位正面，懸垂頭位右下，懸垂頭位左下での眼振を観察記載する 図1-2-6 ．座位による頭位眼振の観察法もある 図1-2-7 ．眼振の有無だけでなく，眼振発現までの潜時，めまい感の有無，頭位の変化を繰り返すと眼振が減弱してくる疲労現象の有無などについても観察，記載する．

　定方向性水平回旋混合性頭位眼振の認められる場合，一側前庭機能の急性障害である．頭位によって眼振の向きの変化する方向交代性眼振には，向地性に眼振を

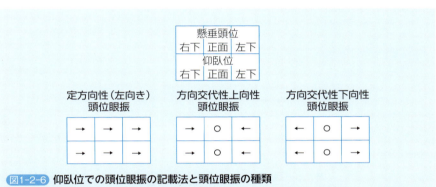

図1-2-6　仰臥位での頭位眼振の記載法と頭位眼振の種類
(室伏利久. In: 篠原幸人, 監修. 神経救急・集中治療ハンドブック. 東京: 医学書院; 2006. p.50-60[2])

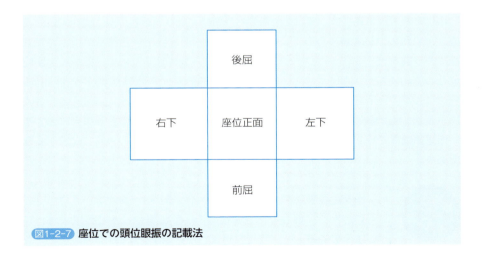

図1-2-7　座位での頭位眼振の記載法

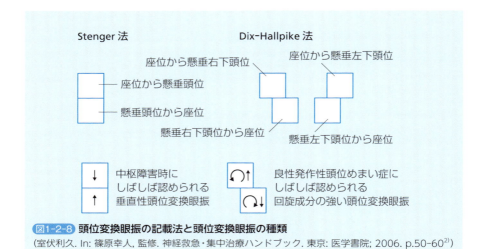

図1-2-8 頭位変換眼振の記載法と頭位変換眼振の種類
(室伏利久. In: 篠原幸人, 監修. 神経救急・集中治療ハンドブック. 東京: 医学書院; 2006. p.50-60[2])

生じる場合（地面向き，すなわち下向きに眼振が認められる場合）と，背地性に眼振を生じる場合（地面から上向きに眼振が認められる場合）がある 図1-2-6．前者を方向交代性下向性頭位眼振（direction-changing geotropic positional nystagmus），後者を方向交代性上向性頭位眼振（direction-changing apogeotropic positional nystagmus）と呼ぶ．外側半規管型良性発作性頭位めまい症の場合が多いが，末梢，中枢いずれの障害でも生じ得る．

　頭位変換眼振検査には，座位から懸垂右下頭位および懸垂左下頭位置への頭位変換とその逆の頭位変換を行う Dix-Hallpike 法と正面での座位と懸垂頭位への矢状面での変換を行う Stenger 法がある 図1-2-8．良性発作性頭位めまい症では，回旋成分の強い眼振が，潜時，めまい感を伴い認められる．この場合は，Dix-Hallpike 法のほうが，後半規管への刺激効果が強く適している．中枢障害でみられる垂直性頭位変換眼振の観察には，Stenger 法が適している．**頸椎病変のある場合には，強い懸垂頭位はとらないよう注意する必要がある**．高齢者の場合，とくに注意が必要である．

回旋性眼振がどっち回りに回っているかは，慣れないとわかりにくい．とくに良性発作性頭位めまい症の場合，すぐ眼振が消えてしまうので難しい．回旋方向をわかりやすくする1つの方法に，患

者さんに眼位を変えてもらう方法がある．患者さんに頭を動かさないで，右方を見てもらったり，左方を見てもらったりする．右回りの回旋性＋上眼瞼向き眼振の場合，右方を見てもらうと回旋成分が強調され，左方を見てもらうと垂直成分が強調される．もちろん回旋の成分が逆のときは左方を見てもらったとき回旋成分が強調される．

頭振後眼振検査（head-shaking nystagmus test）

頭振り運動を反復したあとに誘発される眼振を観察する検査である．基本的には**潜在的な前庭機能の左右不均衡を検出する検査**と考えることができる．検者が被検者の頭部を側面から保持し，左右方向に往復30回，左右各45°の大きさで毎秒2往復程度の頻度で振り，頭振り後開眼させ，Frenzel眼鏡下または赤外線CCDカメラで観察する方法が推奨されているが，全般的にもう少しマイルドな刺激（たとえば往復10回程度）でも眼振は誘発される．

振動刺激誘発眼振検査（vibration-induced nystagmus test）

頭頸部への振動刺激により誘発される眼振である．振動刺激による眼振は，振動刺激の開始とともに誘発され，刺激を中止するとすみやかに消失する 図1-2-9 ．約100Hzの振動刺激（マッサージ用のバイブレータなど）を乳突部あるいは前頭部に加えることで誘発される．眼振は水平性あるいは水平回旋混合性であることが多い．頭振後眼振検査と同様に，潜在的な前庭機能の左右不均衡を検出する検査と考えられるが，温度刺激検査の反応低下（canal paresis：CP）との関連が強く，より直接的に末梢前庭機能の左右差を反映するのではないかと考えられている．

圧刺激検査（pressure-induced nystagmus test）

内耳は硬い骨で囲まれており，これは迷路骨包と呼ばれている．迷路骨包には元来，正円窓（round window），卵円窓（oval window）の2つの内耳窓があり，膜で覆われている．これ以外の部分に骨欠損が生じた状態を迷路瘻孔という．瘻孔（fistula）に圧刺激が加わると内リンパ流動が生じ眼振が誘発され，被検者はめまいを感じる．このような症状を瘻孔症状と呼ぶ．圧刺激検査は，基本的には瘻孔症状の検査である．被検者の耳にポリッツェル球などを外耳道に密着させ，加圧，減圧を行うことで圧刺激を負荷する．典型的な場合，加圧で圧刺激耳に向かう眼振が，

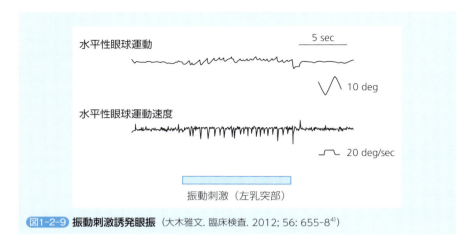

図1-2-9 振動刺激誘発眼振 (大木雅文. 臨床検査. 2012; 56: 655-8[4])

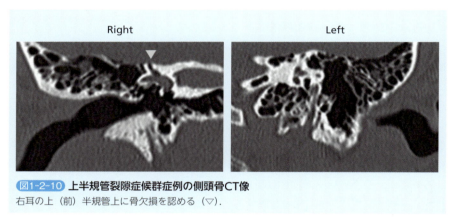

図1-2-10 上半規管裂隙症候群症例の側頭骨CT像
右耳の上（前）半規管上に骨欠損を認める（▽）．

減圧で対側耳に向かう眼振が誘発される．瘻孔症状陽性は内耳瘻孔の存在を示唆するが，瘻孔がないにもかかわらず，瘻孔症状陽性となる場合もある（Hennebert's sign）．

　上記の古典的な瘻孔症状とは異なったタイプの瘻孔症状を呈する疾患である上半規管裂隙症候群（superior canal dehiscence syndrome）が知られるようになってきた．この疾患は上（前）半規管上の骨欠損があり，このため前庭系への圧刺激や音刺激の伝達が通常より増加し，このため音刺激や圧刺激で誘発されるめまいを特徴とす

る疾患である 図1-2-10. 本疾患の場合，圧刺激や音刺激で，前半規管の刺激を示す所見，すなわち，垂直回旋混合性眼振が誘発される．

Head impulse test（HIT）

HITの原法は，被検者に検者の鼻などを凝視させたうえで，その頭部を急速に右あるいは左に回転させ，前庭眼反射の障害の有無を調べる定性的検査である 図1-2-11. ビデオ記録を解析する定量的方法（video-HIT：vHIT）と区別し，bedside-HIT（bHIT）と呼ぶことにする．検者の鼻を固視しているよう指示したうえで，頭部に急速に回転刺激を加えると，前庭眼反射の障害のない場合，頭部回転を代償する眼運動が起こり，被検者は検者の鼻を凝視し続けることができるが，前庭眼反射の障害がある場合，障害側へ頭部を回転させた場合，眼球が頭部とともに動いてしまい，鼻を凝視し続けることができない．このため catch-up saccade が生じる 図1-2-11. この方法を用いて，前庭眼反射の高度障害の有無を推定することができる．この原理を用いれば，前半規管や後半規管機能の評価も可能であるが，垂直半規管の bHIT はなかなか難しい．中枢性めまいのベッドサイドでの鑑別法と

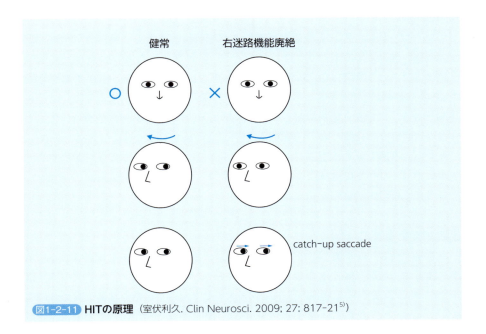

図1-2-11 HITの原理（室伏利久. Clin Neurosci. 2009; 27: 817-21[5]）

してbHITを含む，HINTSという方法が提唱されているが，これについては，中枢性めまいの項（110頁）を参照されたい．

体平衡（四肢体幹）系の検査

体平衡系の検査には，直立検査（standing test），足踏み検査（stepping test），歩行検査（gait test），書字検査（vertical writing test），指示検査（past pointing test）などが含まれる．日常頻用される検査は，**直立検査**と**足踏み検査**である．

直立検査【必須】

直立検査には，両脚直立検査，マン検査，単脚直立検査があり，静的体平衡機能検査であり，身体の立ち直り現象の観点から体平衡をみる検査である．マン検査は継ぎ足歩行の際のようにつま先とかかとを接触させて足を一直線上にそろえて行う直立検査である．身体の平衡は，視覚，前庭迷路由来の平衡覚，固有感覚など体性感覚系由来の入力情報を用いて維持されているので，体平衡に障害がある場合，どの入力系に問題があるのかを明らかにするために，入力系のうちの1ないし2つからの入力を遮断ないし混乱させるための工夫が必要である．視覚の遮断には通常閉眼が用いられる．

上記の直立検査の際にも開眼と閉眼でそれぞれ検査を行う．両脚直立検査の場合，開眼・閉眼各60秒ずつ直立してもらう．60秒間大きな動揺や転倒なく直立を続けることができれば正常である．開眼時に正常で，閉眼で増悪する場合がRomberg現象陽性で，視覚以外の入力の障害が疑われる．マン検査では，30秒を基準とする．単脚直立はやや難しいが，開眼で30秒以内にあげた足をついてしまう場合，閉眼で30秒以内に3回以上あげた足をついてしまう場合は異常である．

また，固有感覚系を混乱させるために柔らかなマット上での直立を指示する方法がある（ラバー負荷検査）．高齢者においては，直立時の重心動揺は，一般的に，やや増大する傾向を認める．

足踏み検査【必須】

足踏み検査は，筋緊張不均衡に起因する偏倚の検出を主眼におく検査である．足踏み検査は，遮眼で両上肢を掌を下にして前方に伸ばし，50歩ないし100歩足踏みをさせる．足踏み中の動揺，転倒を評価するとともに，足踏みが終了した時点での回転方向，回転角度，移行方向，移行角度，移行距離を測定記録する 図1-2-12．

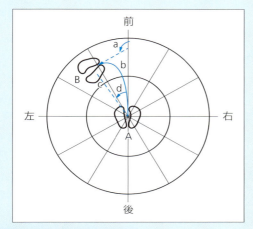

図1-2-12 足踏み検査結果の記載法
(室伏利久. 新図解耳鼻咽喉科検査法. 東京: 金原出版; 2000[6])

50歩で45°異常偏倚する場合異常である．検査中に動揺が大きい場合，転倒しそうになる場合も異常である．検査時には検者が被検者の背後に立ち，転倒に備える配慮が必要である．

歩行検査，その他

　歩行に関しては，自由歩行時に，転倒しないか，両足を開いて歩かないか，足のあげかた・つけかた，歩幅，手の振り（arm swing）などに注目する．転倒したり両足を開いて歩く場合は，平衡障害の存在が示唆される．歩幅が狭くなり，手振りが不十分である場合には，パーキンソン病などを考える．また，パーキンソン病の場合には，最初の一歩を踏み出すのが困難で，数秒から数十秒間足がすくむ，すくみ足歩行（frozen gait）を認める．一方の足のかかとと反対の足のつま先をつけるようにして歩く，継ぎ足歩行（tandem gait）は，運動失調がある場合拙劣となる．

　歩行も含めた運動能力の簡便な検査としてtimed up and go検査がある．この検査は，椅子に座った位置から往復6mの距離を歩行してもらい再度椅子に座るまでの時間を測定するものである．年齢にもよるが，7秒を超える場合は明らかに問題ありである．

その他の神経系の検査

聴力検査については，オージオメータによる純音聴力検査がほぼ必須であり，音叉などを用いた定性的な方法はほとんど用いられない．

その他の一般神経学的検査として，顔面感覚とくに**温痛覚の評価**，構音障害の有無，また，下位脳神経のチェックとして，軟口蓋，舌の麻痺の有無のチェックが必要である．耳鼻咽喉科医であれば，声帯運動の麻痺の有無もチェックしたいところである．四肢の小脳症状（指鼻試験異常や反復拮抗運動異常など）についても調べておく．簡単な筋力，筋トーヌス，深部腱反射検査，四肢とくに下肢の振動覚，位置覚，触覚，痛覚の検査を加えることが望ましい．振動覚の検査には**音叉を用いた定性的あるいは半定量的な検査**が行われる．通常，$C^0 128$ または，$C^1 256$ の比較的周波数の低い音叉を用いる．下肢であれば，足踝部の内側と外側に音叉をあて，振動を感じるかどうか尋ね，感じる場合，感じなくなったら「はい」と答えるよう指示しておく．「はい」の返事が得られたならばただちに反対側の同部位に音叉を移して，振動を感じるかたずね，左右差を評価する．左右でそれぞれ同様の評価を行う．左右差がなくとも，明らかに感覚低下がある場合はもちろん両側性の異常と判定できる．

問診票・心理テスト

めまい全般に関する日常生活上の障害の程度の評価には，Dizziness Handicap Inventory（DHI）を日本語訳した質問紙を用いている 図1-2-13．DHI は，25 項目からなる質問紙で，めまいによる日常生活上の障害度を physical, emotional, functional の 3 つのカテゴリーにわけて評価するものであり，多くのめまい症例において施行できる．DHI は初診時における日常生活上の障害の程度の評価に利用できるとともに，全般的な治療効果の判定にも利用できる．DHI による重症度分類もいくつかあるが，その 1 つでは，16〜34 を軽症，36〜52 を中等症，54〜 を重症として分類している．

同様の問診票に，Vertigo Symptom Scale（VSS）もある．心理的要因が強いと考えられる場合，POMS（Profile of Mood States）などの心理検査を追加する．POMS は，6 つの感情尺度（T-A: 緊張—不安，D: 抑うつ感，A-H: 不機嫌—いらいら，V: 活力・活気，F: 意欲減退・疲労感，C: 当惑—思考力の低下）を評価できる．POMS には短縮版もある．このほか，SDS（Self-rating Depression Scale）や HADS（Hospital Anxiety and Depression Scale）などの心理検査がある．筆者がルーチンに用いるの

2. めまい診断の方法

Dizziness Handicap Inventory（Jacobson 1990）　　記載日　　年　月　日

お名前　　　　　　　　　カルテ番号

この調査の目的は，あなたがめまいによって，日常生活上どのような支障をきたしているのかを知ることにあります．それぞれの質問に「はい」「時々」「いいえ」のどこにあたるか○をしてください．

#	質問	回答	分類
1	上を向くと，めまいは悪化しますか？	はい 時々 いいえ	P
2	めまいのために，ストレスを感じますか？	はい 時々 いいえ	E
3	めまいのために，出張や旅行などの遠出が制限されていますか？	はい 時々 いいえ	F
4	スーパーマーケットなどの陳列棚の間を歩く時に，めまいが増強しますか？	はい 時々 いいえ	P
5	めまいのために，寝たり起きたりする動作に支障をきたしますか？	はい 時々 いいえ	F
6	めまいのために，映画，外食，パーティーなど外出することを制限していますか？	はい 時々 いいえ	F
7	めまいのために，本や新聞を読むのが難しいですか？	はい 時々 いいえ	F
8	スポーツ，ダンス，掃除や皿を片付けるような家事などの動作でめまいが増強されますか？	はい 時々 いいえ	P
9	めまいのために，1人で外出するのが怖いですか？	はい 時々 いいえ	E
10	めまいのために，人前に出るのが嫌ですか？	はい 時々 いいえ	E
11	頭をすばやく動かすと，めまいが増強しますか？	はい 時々 いいえ	P
12	めまいのために，高い所へは行かないようにしていますか？	はい 時々 いいえ	F
13	寝返りをすると，めまいが増強しますか？	はい 時々 いいえ	P
14	めまいのために，激しい家事や庭掃除などをすることが困難ですか？	はい 時々 いいえ	F
15	めまいのために，周囲から自分が酔っているように思われているのではないかと心配ですか？	はい 時々 いいえ	E
16	めまいのために，1人で散歩に行くことが困難ですか？	はい 時々 いいえ	F
17	歩道を歩くときに，めまいは増強しますか？	はい 時々 いいえ	P
18	めまいのために，集中力が妨げられていますか？	はい 時々 いいえ	E
19	めまいのために，夜暗いときには，自分の家の周囲でも歩くことが困難ですか？	はい 時々 いいえ	F
20	めまいのために，家に1人でいることが怖いですか？	はい 時々 いいえ	E
21	めまいのために，自分がハンディキャップ（障害）を背負っていると感じますか？	はい 時々 いいえ	E
22	めまいのために，家族や友人との関係にストレスが生じていますか？	はい 時々 いいえ	E
23	めまいのために，気分が落ち込みがちになりますか？	はい 時々 いいえ	E
24	めまいのために，あなたの仕事や家事における責任感が損なわれていますか？	はい 時々 いいえ	F
25	身体をかがめると，めまいが増強しますか？	はい 時々 いいえ	P

P：physical（7項目），E：emotional（9項目），F：functional（9項目）
「はい」を4点，「時々」を2点，「いいえ」を0点で採点した．

図1-2-13 DHI日本語版（増田圭奈子, 他. Equilibrium Res. 2004; 63: 555-63[9]）

は，DHIであり，心因の要素が強いと推定される場合，他の心理テストも併用し，心理的要因の評価を進める．

③検査室での検査

電気眼振計検査（electronystagmography: ENG）（含 video-oculography: VOG）【頻用】

　ENGは，角膜と網膜の間の電位差（網膜側が負）を利用し，眼球運動を記録・解析する検査である．閉眼でも記録できることが長所であるが，回旋成分については記録できないという短所がある．この短所をおぎなう方法としてVOG（video-oculography）というビデオ画像を用いた眼球運動の記録・解析法もある．VOGの場合は，回旋成分も解析可能であるが，閉眼時の眼球運動は記録できない．ENGの場合は，図1-2-14 のように顔面に表面電極を貼付する必要がある．VOGの場合は，電極の貼付は必要ない．通常記録では，ペンの上方への振れが水平記録では右向き，垂直記録では上眼瞼向きの眼球運動となるように設定する．また，眼球運動原波形に加えて，速度波形も記録する．

　ENGを用いて，注視眼振，頭位・頭位変換眼振ならびに，遮眼・閉眼での自発眼振の記録が可能である．視刺激を用いた検査群には，追跡眼球運動（pursuit）検査，急速眼球運動（saccade）検査，視運動性眼振（optokinetic nystagmus: OKN）検査な

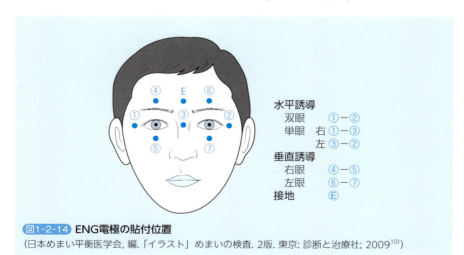

図1-2-14 ENG電極の貼付位置
（日本めまい平衡医学会，編．「イラスト」めまいの検査．2版．東京：診断と治療社；2009[10]）

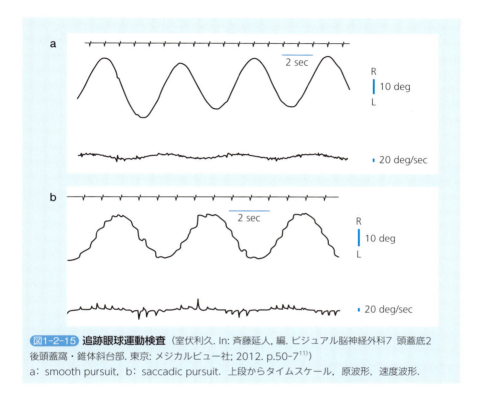

図1-2-15 追跡眼球運動検査（室伏利久. In: 斉藤延人, 編. ビジュアル脳神経外科7 頭蓋底2 後頭蓋窩・錐体斜台部. 東京: メジカルビュー社; 2012. p.50-7[11]）
a: smooth pursuit, b: saccadic pursuit. 上段からタイムスケール, 原波形, 速度波形.

どがある.

　追跡眼球運動検査（視標追跡検査, eye tracking test: ETT とも呼ばれる）は, ゆっくり動く視標を追跡する際の眼球運動を記録・観察する検査である 図1-2-15. 0.3Hz で視角 30°の範囲を振子様に動く視標を追うことを指示する. 正常の場合, 視標の動きと同様のなめらかな眼球運動（smooth pursuit）が認められる. 一方, 小脳などの滑動性眼球運動の制御機構に障害がある場合, こうした smooth な眼球運動が生じず, ぎこちない, 階段状の眼球運動が観察される（saccadic pursuit あるいは dysmetric pursuit） 図1-2-15. 高齢者の場合にも, 明らかな中枢神経系障害のない限り, さほど明らかな異常所見は呈さない.

　急速眼球運動検査は, 30°の視角をもつ視標を交互に注視する二点交互注視が基本であるが, 注視点をランダムに動かす方法（random saccade）もある. 正常の場合, 1回の saccade で新たな固視点への移動が可能であるが, 推尺機構に障害があ

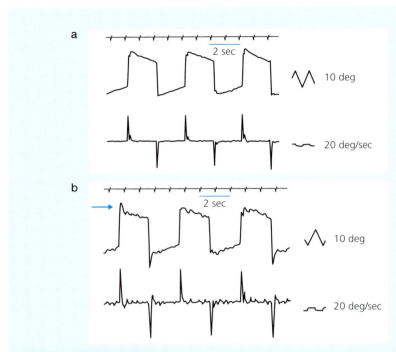

図1-2-16 急速眼球運動検査（室伏利久. In: 斉藤延人, 編. ビジュアル脳神経外科7 頭蓋底2 後頭蓋窩・錐体斜台部. 東京: メジカルビュー社; 2012. p.50-7[11]）
a: 正常，b: ocular dysmetria．上段からタイムスケール，原波形，速度波形．

る場合，固視点を行きすぎたり（ocular hypermetria），数回の saccade で新たな固視点に到達する（ocular hypometria）という saccade における推尺異常所見（ocular dysmetria）を呈する 図1-2-16 ．

　視運動性眼振検査は，目の前を動く対象物によって誘発される眼球運動，視運動性眼振を記録するものである．日常的にも，眼前を行きすぎる電車をみているときなどに誘発されている．検査法には，等角加速度による加速・減速法（OKP法，optokinetic nystagmus pattern 法），等角速度法などがある．OKP法の場合，誘発される視運動性眼振の最大緩徐相速度，眼振の頻度，眼振の方向性などに注目する．小脳脳幹障害が軽度の場合には，異常は最大緩徐相速度の低下程度にとどまるが，高度の障害の場合，眼振頻度，緩徐相速度とも著しく低下する 図1-2-17 ．また，

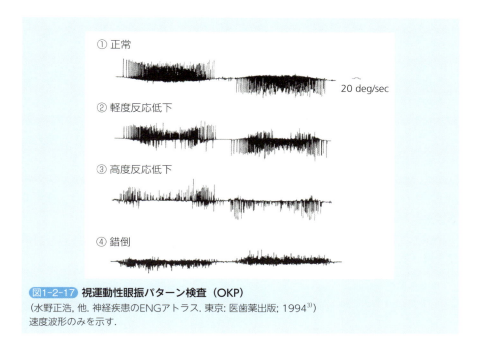

図1-2-17 視運動性眼振パターン検査（OKP）
（水野正浩, 他. 神経疾患のENGアトラス. 東京: 医歯薬出版; 1994[3])）
速度波形のみを示す.

先天性眼振（congenital nystagmus）の場合，視運動性眼振が正常の場合と逆方向に誘発される**錯倒現象（inversion）を認める** 図1-2-17．視運動性眼振検査は先天性眼振の鑑別のための有用なツールである．

温度刺激検査（caloric test）【頻用】

温度刺激検査は，外耳道に体温と異なる温度刺激を与え，これによって誘発される眼振（温度眼振）を調べるものである．誘発される眼振は，外側半規管の機能を反映しており，**外側半規管機能の左右差**を評価することができる．外側半規管由来の求心線維は上前庭神経を通るので，前庭神経レベルでみると，本検査は上前庭神経の検査である．また，温度眼振の固視による抑制効果を評価することにより，小脳片葉の機能検査としても利用されている（visual suppression test: VS test）. ENG記録により眼振の緩徐相速度を計測し，それぞれの刺激時の最大緩徐相速度により比較する．温度刺激は，44℃と30℃の温水，冷水の両者を用いる冷温交互刺激法が原法である．注水法については50mL 20秒間注水や20mL 10秒間注水などが行

われている．わが国では，冷水のみの少量注水法も行われている．最低条件として左右耳の刺激条件は同一でなければならない．温風や冷風を用いるエアーカロリック法もある．

温度刺激により眼振が生じるメカニズムには諸説があるが，地上，すなわち，重力のある環境での主体は，温度刺激によって生じる内リンパの対流によると考えられる．すなわち，外耳道の温度刺激により，外側半規管内の内リンパに温度勾配が生じ，相対的に密度の高く（低く）なった内リンパが重力方向への対流すなわち，内リンパ流動を生じるとする考え方である．

通常，検査は，仰臥位で頭部を30°挙上し，外側半規管への刺激が最大となる体位で行う．検査は暗所開眼あるいは遮眼で行う．**鼓膜穿孔がある場合には，通常の水道水などの注水はできない．**

外側半規管機能の左右差の評価には，CP（半規管麻痺，canal paresis）%という指標を用いる．CP%は，

$$CP\% = 100 \times |mservc + msevrh - msevlc - msevlh| / (msevrc + msevrh + msevlc + msevlh)$$

　　　　　　msevrc（l）：右（左）耳冷水刺激による眼振最大緩徐相速度
　　　　　　msevrh（l）：右（左）耳温水刺激による眼振最大緩徐相速度

により求める．

冷水のみで評価を行う場合には，

$$CP\% = 100 \times |msevrc - msevlc| / (msevrc + msevlc)$$

による．

ただ，冷水のみの方法では，比較的強い自発眼振がある場合には，正確な評価が難しいという弱点がある．ただ，温度刺激効果が強いという利点もある．

われわれは，CP% ≧ 20 を異常としている．

このほか，DP（眼振方向優位性，direction preponderance）%という指標もあり，

$$DP\% = 100 \times |msevrc + msevlh - msevlc - msevrh| / (msevrc + msevrh + msevlc + msevlh)$$

により求めるが，診断学上の意義はそれほど高くない．DP% ≧ 25 で異常とされる．

VS test を併施する場合には，温度眼振がほぼ最高に達した時点（通常注水開始約1分後）で点灯あるいは遮眼を解除し，眼前 50cm の位置で検者の指先を 10 秒程度固視するよう指示する．健常者では，固視により温度眼振は抑制され，緩徐相速度

2. めまい診断の方法

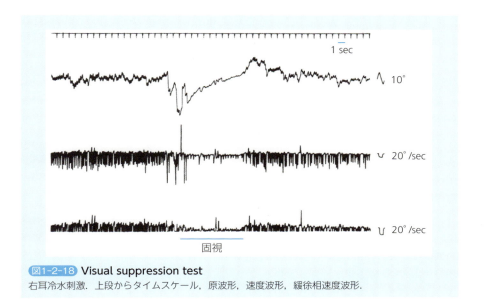

図1-2-18 Visual suppression test
右耳冷水刺激. 上段からタイムスケール, 原波形, 速度波形, 緩徐相速度波形.

は減少する 図1-2-18 . 固視抑制の程度は, VS% を算出することにより評価する. VS% は,

$$VS\% = 100 \times (a-b)/a$$

a: 点灯直前の暗所（遮眼）での眼振緩徐相速度
b: 明所固視時の眼振緩徐相速度

により求める. VS% の正常値は 66 ± 11 であり, 40% 以下は固視抑制の障害と考えてよい. 固視抑制の減少, 消失は, 小脳片葉, 小節の障害で生じる. また, 脳幹障害の場合には, 明所での温度眼振の増強が生じる場合がある.

回転検査（rotation test）

通常の回転検査は, 重力方向の回転軸での回転により外側半規管に角加速度刺激を加えることにより惹起される眼球運動（半規管眼反射）を測定する検査である（earth-vertical axis rotation test: EVR）. 回転検査を耳石器機能検査として応用するために, 回転軸を重力方向から傾ける偏垂直軸回転検査（off-vertical axis rotation test: OVAR）や回転椅子を回転軸中心から離れた位置におき接線および法線方向に

直線加速度を負荷する偏中心性回転検査（eccentric rotation test）も行われているが，いずれも大規模な検査装置が必要であり，一般化はしていない．

Head impulse test（HIT）

先の項でbHITについて解説したが，ここでは，定量的方法であるvideo HIT（vHIT）を紹介する．原理はbHITと同じであり，前庭眼反射の障害の有無を調べる検査である．検者の鼻を固定しているよう指示したうえで頭部に急速に回転刺激を加えると，前庭眼反射の障害のない場合，頭部回転を代償する眼運動が起こり，被検者は検者の鼻を凝視し続けることができるが，前庭眼反射の障害がある場合，障害側へ頭部を回転させた場合，眼球が頭部とともに動いてしまい，鼻を凝視し続けることができない．このためcatch-up saccadeが生じる 図1-2-19．bHITの場合は，このcatch-up saccadeの観察が主体であるが，vHITの場合には，ビデオ記録の解析により，頭部の運動速度に眼球運動がどの程度追随しているかの指標として利得（gain）を評価することができる．このほか，bHITでも，前庭眼反射のタイミングに遅れてcatch-up saccadeが生じるovert saccadeの判定は比較的容易であるが，

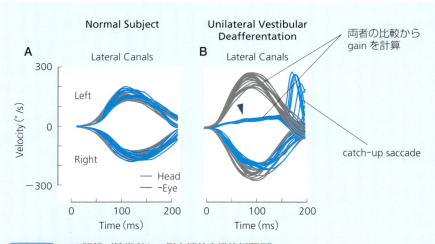

図1-2-19 vHIT記録（健常者と一側末梢前庭機能低下例）
(Halmagyi GM, et al. In: Kaga K, et al, editors. Neuropathies of the auditory and vestibular eighth cranial nerves. Tokyo: Springer; 2009. p.93-109[12] より改変)
一側末梢前庭機能低下例では，左耳刺激時のgainの低下とcatch-up saccadeを認める．

前庭眼反射と重なって catch-up saccade が生じる covert saccade は観察・評価が難しいが，vHIT では評価可能である．vHIT では，外側半規管のみならず垂直半規管系の評価も可能であり，今後発展する可能性のある検査である．

主観的視性垂直（水平）位（SVV〔H〕，subjective visual vertical〔horizontal〕）検査

　主観的視性水平位検査（SVH）は，暗室において自覚的な水平位を計測し，客観的な水平位とのずれを測定する検査である．垂直位検査（SVV）も基本的には同じ検査である．耳石器とくに主として卵形嚢障害による眼球の回旋（ocular torsion）を反映するものと考えられている．数少ない耳石器の機能検査の1つである．検査には 図1-2-20 のような測定装置を用いる．暗所にて赤色光のバーを水平位からずらせて呈示し，被検者にリモートコントローラーを用いて，自分が水平と考える位置にバーを移動させるように指示する．健常者の場合，客観的水平位とのずれは平均で 1.2°程度であり，2.5°を超える場合，異常と判定できる．前庭神経炎などの一側性の急性高度末梢前庭機能障害症例では高頻度に正常範囲から逸脱している．この主観的水平位のずれは，時間の経過とともに正常化してゆく．前庭代償の過程が反映されるものと考えられる．したがって，SVH は，急性前庭機能障害時の卵形嚢障害の推定のみならず，前庭代償の過程の客観的指標の1つとして利用されることも期待される．

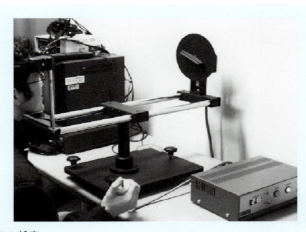

図1-2-20　SVH検査

重心動揺検査（stabilometry）【頻用】

重心動揺計による検査（以下重心動揺検査とする）は，直立時の体平衡維持機能を身体重心の動揺で評価することを目的とする検査である．実際には，三角形あるいは四角形をした台の各隅にある荷重検出計への負荷の変化から足圧中心の移動をとらえるものである．通常，足圧中心の移動は重心の動揺を反映する．

検査は，本邦では，両脚閉足直立位で行っている．両足の内側縁を接し，両上肢を体側に軽くつけ，自然な姿勢で直立する．開眼と閉眼の両者で検査を行うが，開眼時には，2m前方の目の高さに固定した視標を注視してもらう．記録時間は，開眼，閉眼各60秒を原則とする．負荷を加えた検査法として，下肢体性感覚入力の撹乱を目的に，重心動揺計の上に薄い天然ゴム製のフォームラバーを置いて検査を行う方法も考案されている．すなわち，身体の平衡維持にかかわる3つの入力系のうち，閉眼にて視覚入力を遮断，フォームラバーにより固有感覚を主体とする体性感覚系を撹乱し，検査を行うことで，遮断・撹乱されていない入力系の障害を推定しようとしているのである．

重心の移動を記録・表示したものには，X-Y平面上に重心の動揺（足圧中心の移動）を記録したX-Y記録図 図1-2-21 と経時記録図の2種類があるが，一般的にはX-Y記録図が用いられている．定性的な動揺パターンの分類（求心型，左右型，前後型，びまん型，多中心型など）には，このX-Y記録図が適している．

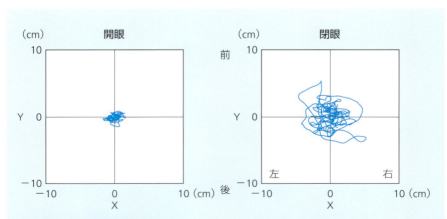

図1-2-21 重心動揺検査のX-Y記録図 （室伏利久. Clin Neurosci. 2015; 33: 778-81[14]）
この症例では，閉眼で動揺が著明に増悪している（Romberg現象陽性）．

2. めまい診断の方法

一側迷路障害では，左右動揺が大きい．一方，両側迷路障害では，前後動揺が大きいことがあるが，迷路機能喪失のための脊髄反射亢進によるとされる．一方，小脳障害では，びまん型を示すことが多いとされる．

定量的な分析項目には，総軌跡長，外周面積，単位面積軌跡長，動揺中心偏位（前後および左右），ロンベルグ（Romberg）率などが用いられるが，臨床的に頻用されるのは，総軌跡長，外周面積とロンベルグ率である．ロンベルグ率は，開眼直立と閉眼直立の関係を示す指標であり，

ロンベルグ率＝(閉眼直立値)/(開眼直立値)

で求められる．ロンベルグ率の大きい場合 図1-2-21 は，視覚以外の入力系の障害，具体的には末梢前庭機能障害や固有感覚系障害が示唆される．一方，開眼でも各パラメータの値が大きい場合 図1-2-22 には，小脳障害などの中枢神経系障害を考える．また，先に述べたフォームラバーを使用し，閉眼とした条件のロンベルグ率（フォームラバーロンベルグ率）を算出し，末梢前庭機能障害と固有感覚系障害の鑑別の試みもある[19]．フォームラバー負荷の影響が大きい場合，末梢前庭機能障害が示唆される．

なお，各パラメータは発達および加齢の影響が大きく，正常範囲の設定には，年齢情報が欠かせない[13]．

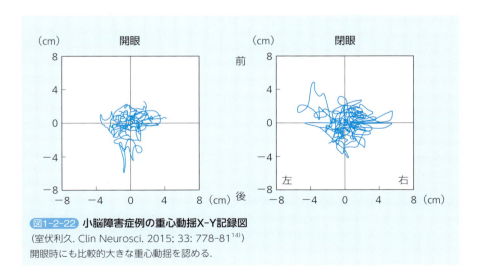

図1-2-22 小脳障害症例の重心動揺X-Y記録図
(室伏利久. Clin Neurosci. 2015; 33: 778-81[14])
開眼時にも比較的大きな重心動揺を認める．

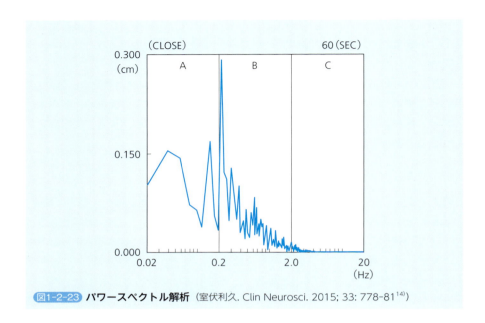

図1-2-23 パワースペクトル解析 (室伏利久. Clin Neurosci. 2015; 33: 778-81[14])

　パワーベクトル分析に属する解析項目には，パワースペクトルと位置・速度ベクトルがある．パワースペクトルは，左右方向，前後方向について，重心動揺の周波数成分を表すものである 図1-2-23．一側迷路障害では，左右方向の0.2Hz付近のパワーが増大し，小脳前葉障害では，3Hz付近のパワーが増大するとされる．

　位置ベクトルと速度ベクトルに関しては，直立時の足圧中心の位置と速度を，動揺中心からの8方向における総位置ベクトル長・平均位置ベクトル長と総速度ベクトル長・平均速度ベクトル長を算出する 図1-2-24．位置ベクトルの分布から足圧中心位置の安定領域が，速度ベクトルの分布から，動揺速度とその方向の特徴がとらえられる．

前庭誘発筋電位（vestibular evoked myogenic potential: VEMP）検査

　VEMP検査は，気導音刺激や骨導音刺激を用いて，耳石器（球形嚢および卵形嚢）を刺激することにより誘発される筋電位を記録する検査である．記録部位により cVEMP（cervical VEMP，胸鎖乳突筋における記録）と oVEMP（ocular VEMP，下眼瞼下の電極による外眼筋活動の記録）の2種類がある 図1-2-25．cVEMPは主として球形嚢機能を反映し，oVEMPは卵形嚢機能を反映する 図1-2-26．したがって，

2. めまい診断の方法

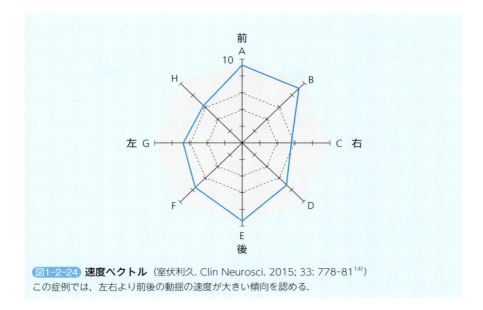

図1-2-24　速度ベクトル（室伏利久. Clin Neurosci. 2015; 33: 778-81[14]）
この症例では，左右より前後の動揺の速度が大きい傾向を認める．

前庭神経レベルでみるとcVEMPは主として下前庭神経，oVEMPは主として上前庭神経の機能を反映する．高齢者では，VEMP反応が両側で無反応となる場合が少なくない．加齢性変化の影響と考えられ，診断にあたっては注意が必要である．
　cVEMPの記録用電極には通常の皿電極，ディスポ電極などの表面電極を用い，

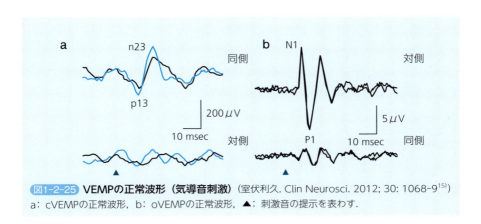

図1-2-25　VEMPの正常波形（気導音刺激）（室伏利久. Clin Neurosci. 2012; 30: 1068-9[15]）
a: cVEMPの正常波形，b: oVEMPの正常波形，▲: 刺激音の提示を表わす．

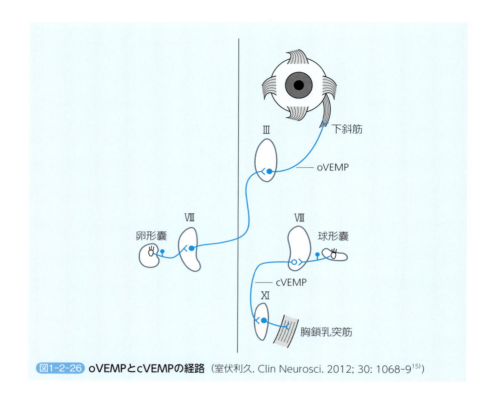

図1-2-26 oVEMPとcVEMPの経路 （室伏利久. Clin Neurosci. 2012; 30: 1068-9[15]）

関電極を胸鎖乳突筋（SCM）筋腹に，不関電極を胸骨上端外側縁に貼布する．刺激音には，通常の場合，125〜130 dBSPLの500Hzショートトーンバースト（rise/fall time 1msec, plateau time 2msec）の気導音を使用し，5Hzの頻度でヘッドフォンにより提示している．100ないし200回の記録を平均加算する．解析時間は50〜100msecである．なお，**頸部を回旋あるいは，挙上して，SCMを緊張状態におく必要がある．**oVEMPの場合は，関電極を下眼瞼直下に，不関電極をその2cm下に貼付し，上方視を指示する以外はcVEMPと同様である．cVEMPは刺激耳と同側のSCMにp13-n23（P1-N1）が，oVEMPは対側眼下にn10-p15（N1-P1）が出現する．

VEMPの判定には，反応の有無，振幅の左右比（VEMP asymmetry ratio），閾値，潜時，周波数特性などが用いられる．

Asymmetry ratio（AR）＝100×|Ar−Al|/(Ar+Al)

Ar（Al）：右（左）耳刺激時のVEMP振幅

　AR≧50は確実に異常と判定できる．AR≧33.3でも異常と判定してもよいであろう．ただ，各施設で健常例から正常範囲を算出することが望ましい．
　なお，伝音難聴があると耳石器機能が正常でも無反応となる．気骨導差が15dB以上ある場合の無反応は，耳石器障害と判定できない．ただし，後述する上半規管裂隙症候群の場合は，気骨導差があっても大きな反応が得られる．
　閾値は，上半規管裂隙症候群で低下する．閾値低下は上半規管裂隙症候群を示唆する特徴的な所見である．潜時延長は，後迷路性障害，脳幹障害を示唆する所見である．中枢神経系の脱髄疾患である多発性硬化症では，高率に著明な潜時延長が認められる．
　VEMPとくにcVEMPは500Hz付近の刺激音で最大の反応を示すが，メニエール病に代表される内リンパ水腫症例では，この最大反応を示す周波数が1000Hzにシフトする傾向を示す．この周波数特性の変化は内リンパ水腫推定に応用できる．

聴覚検査

　めまい・平衡障害の症例の聴覚検査として，必須であるのは，純音聴力検査（pure tone audiometry）である．感音難聴は，さらに内耳性難聴と後迷路性難聴に区分されるが，この鑑別は純音聴力検査のみでは不可能である．難聴はその聴力型の違いから，図1-2-27のように分類されている．メニエール病の初期には，可逆性の低音部の難聴が特徴的である．
　内耳障害と後迷路障害の鑑別には，耳音響放射（otoacoustic emission：OAE）検査および聴性脳幹反応（auditory brainstem response：ABR）検査が用いられる．
　OAEは，外耳道に挿入したプローブで検出する内耳発信の音響現象で，蝸牛の外有毛細胞の機能を反映する．誘発耳音響放射（EOAE），自発耳音響放射（SOAE），歪成分耳音響放射（DPOAE）などがあるが，臨床的に最もよく用いられているのは，DPOAEである．内耳障害の指標の1つであり，内耳性難聴では異常が認められることが多く，純粋な後迷路性難聴では正常反応が得られる．一方のABR検査は，聴覚刺激で誘発される誘発電位であり，蝸牛神経から下丘レベルまでの聴覚伝導路の状態を反映する．正常反応では，音刺激開始からの潜時の短いものからⅠ波からⅤ波の5つのピークがある．臨床的には，Ⅰ波，Ⅲ波，Ⅴ波が重視されている．

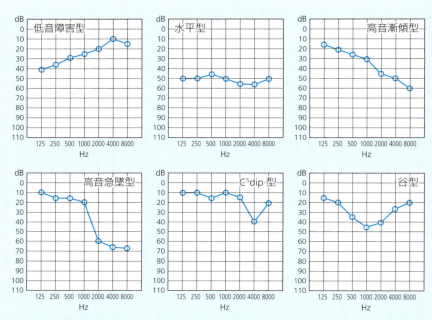

図1-2-27 難聴の聴力型による分類（室伏利久. 図解耳鼻咽喉科. 京都: 金芳堂; 2011[16]）

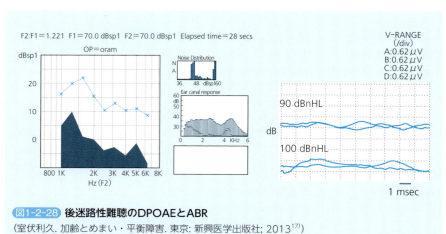

図1-2-28 後迷路性難聴のDPOAEとABR
（室伏利久. 加齢とめまい・平衡障害. 東京: 新興医学出版社; 2013[17]）
DPOAEは正常だが，ABRは無反応である．

ABR上，後迷路・脳幹障害を示唆する所見は，反応の後半成分の消失（II波以降消失，III波以降消失など），波間潜時延長（I-III波間潜時延長，I-V波間潜時延長など）である．OAEとは逆に，純粋な内耳性難聴ではABRは正常もしくは，難聴の程度に対応した前半成分の消失を認める．

まとめると，純粋な内耳性難聴では，OAE異常でABRは正常または，前半の波が消失（もちろん，ろうの場合は，ABRも無反応である），一方，純粋な後迷路性難聴では，OAE正常で，ABRは無反応もしくは，後半の波が消失する 図1-2-28 ．画像上異常がなく，OAE正常でABR無反応の場合，本態性後迷路性難聴ともいうべきauditory neuropathyの可能性が高い．Auditory neuropathyの場合，前庭神経障害を合併する場合もある．

画像検査

画像検査として通常施行するものは，CT，MRI/MRA，頸部血管エコー検査である．造影なしの脳CTは，急性のめまい症例で，スクリーニング検査の一環として施行する．脳出血のスクリーニングには有効であるが，単純CTの診断上の感度は高くない．CTでは出血や大腫瘍のみならず，脳萎縮や脳室拡大についても注意する必要がある．

脳の画像検査の中心はMRI/MRAである．MRIの場合も，CTの場合と同様に腫瘍や梗塞・出血のみならず脳萎縮についても注意する必要がある 図1-2-29 ．急性のめまいで脳梗塞を疑う場合には，拡散強調画像の撮像が有効である 図1-2-30 ．また，腫瘍性病変が疑われるにもかかわらず非造影MRIでは病変が同定できない場合には，造影MRIが必要である．

MRAでは身体の維持に関係の深い椎骨脳底動脈系（vertebrobasilar system）をはじめ，頭蓋内の動脈の低侵襲による評価が可能である．椎骨脳底動脈循環不全症（vertebrobasilar insufficiency：VBI）でもしばしば異常（蛇行，狭小化，途絶）を認める．MRAにおける血管の狭小化，断裂の所見は，解剖学的な狭小，断裂とは必ずしも一致しない．

超音波検査（エコー検査）は，侵襲が少ない検査である．頸部血管超音波検査では，椎骨動脈系および頸動脈系の形態的評価と血流評価が可能である．Bモード法で血管径の測定，プラーク（plaque）の有無，内膜中膜複合体（IMC）肥厚の有無，動脈狭窄の程度の評価を行い，ドップラー法にて血流を測定する．ドップラー波形は，椎骨動脈系の閉塞部位の推定にも有用である．椎骨脳底動脈循環不全によりめ

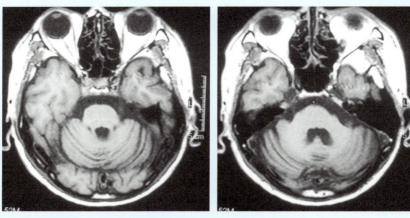

図1-2-29 MRIにおける小脳脳幹の萎縮像（脊髄小脳変性症症例）
（室伏利久. 加齢とめまい・平衡障害. 東京: 新興医学出版社; 2013[17]）

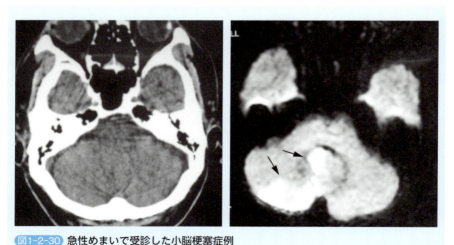

図1-2-30 急性めまいで受診した小脳梗塞症例
（室伏利久. 加齢とめまい・平衡障害. 東京: 新興医学出版社; 2013[7]）
単純CT（左）では異常を認めなかったが，MRI（拡散強調画像）（右）では，小脳梗塞（矢印）を認めた．

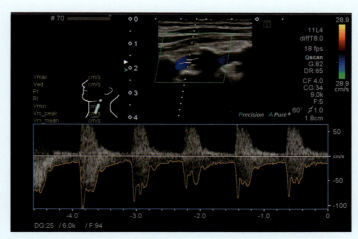

図1-2-31 椎骨動脈に順流と逆流の混在を認めた症例の超音波ドップラー所見

まいをきたしていると考えられる症例では，両側性に椎骨動脈の血流速度が低下している症例が少なくない．椎骨動脈に順流と逆流の混在した乱流を認める場合もある 図1-2-31．めまいの原因としての鎖骨下動脈盗血症候群の所見として，椎骨動脈の逆流が認められた場合，診断的価値が高い．失神性めまいで単純な起立性調節障害では説明できない場合，検討する価値のある検査である．

血液検査・血圧検査・心電図

　血液の検査としては，貧血のチェックの血算，コレステロール，トリグリセリドなどの脂質系検査，血糖値，ヘモグロビンA1cなどの耐糖能に関する検査，腎機能・電解質の検査は実施しておくことが望ましい．

　血圧に関しては，初診のときにはチェックが必要である．眼前暗黒感を含む失神性めまいが疑われる場合は，Schellong test と心電図検査を加える．Schellong test は，安静臥床ののち，10分間起立し，安静臥床時と血圧と脈拍を比較する方式で，起立10分後に収縮期血圧の21mmHg以上低下，脈圧の16mmHg以上狭小化，または，心拍数の21/min以上増加をもって陽性と判定する．陽性の場合，起立性調節障害などの自律神経障害が疑われる．

参考文献

1) 室伏利久. 平衡機能検査総論. 臨床検査. 2012; 56: 590-6.
2) 室伏利久. めまい・平衡障害. In: 篠原幸人, 監修. 神経救急・集中治療ハンドブック. 東京: 医学書院; 2006. p.50-60.
3) 水野正浩, 室伏利久. 神経疾患のENGアトラス. 東京: 医歯薬出版; 1994.
4) 大木雅文. 頭振後眼振・振動刺激誘発眼振. 臨床検査. 2012; 56: 655-8.
5) 室伏利久. Motor system. What's classic and what's new? ヒトでの検査. 前庭系からの制御. Clin Neurosci. 2009; 27: 817-21.
6) 室伏利久. 新図解耳鼻咽喉科検査法. 東京: 金原出版; 2000.
7) 岩崎真一. ラバー負荷検査. Equilibrium Res. 2011; 70: 43-5.
8) 中谷敏昭, 芳賀脩光, 岡本 希, 他. 一般在宅健常高齢者を対象としたアップアンドゴーテストの有用性. 日本運動生理誌. 2008; 15: 1-10.
9) 増田圭奈子, 五島史行, 藤井正人, 他. めまいの問診票（和訳 Dizziness Handicap Inventry）の有用性の検討. Equilibrium Res. 2004; 63: 555-63.
10) 日本めまい平衡医学会, 編.「イラスト」めまいの検査. 2版. 東京: 診断と治療社; 2009.
11) 室伏利久. めまいと平衡機能の検査. In: 斉藤延人, 編. ビジュアル脳神経外科7 頭蓋底2 後頭蓋窩・錐体斜台部. 東京: メジカルビュー社; 2012. p.50-7.
12) Halmagyi GM, Weber KP, Aw ST, et al. Impulsive testing of semicircular canal function. In: Kaga K, et al, editors. Neuropathies of the auditory and vestibular eighth cranial nerves. Tokyo: Springer; 2009. p.93-109.
13) 今岡 薫, 村瀬 仁, 福原美穂. 重心動揺検査における健常者データの集計. Equilibrium Res. 1997; Suppl 12: 1-84.
14) 室伏利久. 姿勢・歩行—Something new. 重心動揺計・VEMP. Clin Neurosci. 2015; 33: 778-81.
15) 室伏利久. oVEMP, cVEMPの意義. Clin Neurosci. 2012; 30: 1068-9.
16) 室伏利久. 図解耳鼻咽喉科. 京都: 金芳堂; 2011.
17) 室伏利久. 加齢とめまい・平衡障害. 東京: 新興医学出版社; 2013.
18) 斎藤こずえ, 上野 聡. 超音波検査—椎骨脳底動脈系の超音波検査について—. Equilibrium Res. 2009; 68: 184-92.
19) 藤本千里. ラバー負荷検査の有用性と今後の展望. Equilibrium Res. 2016; 75: 142-6.

3 めまい治療の方法

①めまいにはどのような治療法があるのか

　めまいということばで表現される病態は多彩であり，病因や病巣も多岐にわたる．個々の疾患に対する治療法は，第2部の各論で述べるとして，ここでは，めまい平衡障害全般に関する治療法を概観しておく．

　まず，第一に重要なのは，生活習慣の改善であろう．このカテゴ

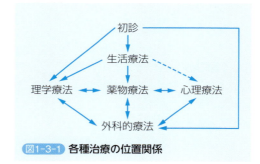

図1-3-1 各種治療の位置関係

リーに含まれるものには，食事や仕事などさまざまなものがある．これらを一括する適当なことばがみつからないので，ここでは，「生活療法」という造語を用いることにする．この生活療法に引き続きあるいは同時に行われるのが種々の薬物療法である．薬物療法は，それぞれの疾患に特異的なものもあれば，めまい全般に共通する非特異的なものもある．この段階でコントロールがつかない場合に外科的療法が必要になる場合もある．

　一方，生活療法→薬物療法→外科的療法の流れと並行する位置づけにあるものに種々の理学療法や心理療法がある．これらの治療法の位置関係を 図1-3-1 に示してみた．結局，**多面的な治療を行う**ということに尽きる．以下各療法について概観する．

②生活療法

　先にも述べたが，生活療法は，生活習慣の改善やライフスタイルの修正など日常生活上の諸々の要素の変更や再確認を通して，めまい症状の改善を目指す手段全般

を指すための造語である．より具体的には，睡眠，食事，嗜好品，運動，仕事，趣味，住環境などが含まれる 表1-3-1 ．

表1-3-1 生活療法の項目

- 睡眠
- 食事
  - 塩分
  - 脂肪分
  - カロリー
  - 水分
- 嗜好品
  - アルコール
  - タバコ
  - コーヒー，茶
  - チーズ
  - チョコレート
- 運動
  - 有酸素運動
  - 体操
- 仕事
- 趣味
- 住環境

睡眠

最も重要であるのは睡眠である．睡眠障害に対しては，睡眠導入薬などの薬物療法も必要となるが，まず，第一には睡眠の状態を確認したうえで，睡眠の衛生指導を試みる． 表1-3-2 に睡眠障害への対処の指針を示す．できるだけ規則正しく睡眠をとることが望ましいが，ともかく，**起床の時間を大きく変えない**ことが肝要である．また，**昼間に日光をあびる**ことも重要である．日光をあびることにより，睡眠リズムを司るメラトニン分泌が抑制され，夕方から再上昇するという**適正な体内時計のリズムが形成**される．日

表1-3-2 睡眠衛生指導の指針

(中山明峰. ENTONI. 2016; 189: 4046[1])

- 睡眠時間は人それぞれ
- 刺激物を避け，リラックス
- 眠くなってから床につく
- 同じ時間に起床
- 昼間は日光を浴びる
- 規則正しい食事，運動習慣
- 昼寝は15時前，30分以内
- 睡眠が浅いときはむしろ遅寝・早起き
- いびき，足のぴくつきは要注意
- 十分寝ても眠いときは専門医へ
- 寝酒は不眠のもと
- 睡眠薬は主治医の正しい指導を受ける

光をあびることは，骨の形成に必要なビタミンDの活性化にもつながるので，**適度な日光浴はおすすめ**である．高齢者の場合，外出の動機づけにもなる．寝酒は中途覚醒の原因になるのでおすすめではない．睡眠導入薬については，薬物療法の項で述べる．

食事・嗜好品

食事における注意点は個々の疾患ごとに違いがある．メニエール病の場合には，塩分は控えめに，水分は多めにとるよう指導する．水分の体内貯留を避け，抗利尿ホルモン（ADH）の分泌を抑制し，内リンパ水腫を軽減させることが目的である．椎骨脳底動脈循環不全などの動脈硬化，脳血管系の狭窄などの関与が疑われる場合には，基礎疾患に応じ，食餌制限を勧める．糖尿病がある場合には，カロリーの過

剰摂取をさける．高脂血症や高尿酸血症では，それぞれに応じた食餌制限を勧める．心因性めまいの症例の場合には，過食や拒食を合併している場合もあるので，食事の状態についても注意する．

嗜好品では，どの種類のめまいであってもタバコは原則禁止である．アルコールについては重症の糖尿病で内科の主治医から禁止されている場合を除いて，適量については許可している．コーヒーや茶などのカフェイン含有飲料については，意見の分かれるところではあるが，筆者は完全には禁止せず，1日2～3杯にとどめてもらっている．チーズやチョコレート，あるいは赤ワインは，片頭痛発作のトリガーとなる場合があるので，これらの食品がトリガーである可能性が高いと推定される場合には，前庭性片頭痛では禁止する．

運動

メニエール病の場合には，有酸素運動が積極的に勧められているが，めまい症例一般において，発作急性期を除いて運動を禁止することはなく，むしろ奨励される．有酸素運動は，末梢循環の改善に有効であり，気分転換としてストレス軽減に寄与する効果も期待できる．しかし，あまりにきびしいメニューでの有酸素運動は，場合によっては新たなストレスとなる可能性もある．個々の症例に応じて負荷が強くなりすぎない目配りが必要である．有酸素運動は，メニエール病に限らず，中年以降の生活習慣病を合併しためまい症例では一般に有用であろう．

ラジオ体操などの軽い運動も，頭部の位置を動かすという観点から推奨される．良性発作性頭位めまい症の場合，頭部の位置が固定され，変化が少ない場合に好発する．その対策の一環として軽い体操も有効である．散歩は，慢性的な平衡障害のある症例で前庭代償をすすめるリハビリテーションの一環として有効である．

③薬物療法

薬物療法は，めまい治療の中心に位置づけられる．薬物療法は，めまい急性期の非特異的な薬物治療と疾患特異的な薬物治療にわけられる．

発作急性期の非特異的薬物治療

めまい発作急性期には，まず対症的に症状の緩和をはかる治療を行う．悪心・嘔吐が強いときには経口薬の内服も困難であるので，点滴静注や筋注による投与を行

表1-3-3 めまい治療に用いる非特異的治療薬例

発作急性期
〈注射〉
　ジフェンヒドラミン・ジプロフィリン配合剤（1A 筋注）
　ヒドロキシジン パモ酸塩（25mg）（生食100mLで点滴静注）
　メトクロプラミド（10mg）（生食100mLで点滴静注）
　ジアゼパム（10mg）（生食100mLで点滴静注）
〈内服〉
　ジフェンヒドラミン・ジプロフィリン配合剤（頓服1回1錠）
　ジフェンヒドラミン（頓服1回10mg）
　ジフェニドール塩酸塩（頓服1回25mg）
　ドンペリドン（頓服1回10mg）

回復期
〈内服〉
　ジフェニドール塩酸塩
　　（75mg 分3 毎食後）
　ベタヒスチン（18〜32mg 分3 毎食後）

睡眠導入薬
　ゾルピデム酒石酸塩（5mg 分1 寝る前）
　スボレキサント
　　（75〜100mg 分1 寝る前）
　ラメルテオン（8mg 分1 寝る前）

安定期
〈内服〉
　ベタヒスチン（18mg 分3 毎食後）
　ATP顆粒（3g 分3 毎食後）
　カリジノゲナーゼ（150単位 分3 毎食後）
　半夏白朮天麻湯（7.5g 分3 毎食前）

う．投与する薬剤の主体は抗ヒスタミン薬（H1 受容体拮抗薬）である．表1-3-3 のうち，ジフェンヒドラミン・ジプロフィリン配合剤，ヒドロキシジンパモ酸塩，ジフェニドール塩酸塩は，抗ヒスタミン薬である．脳幹に作用し，前庭性の悪心・嘔吐を抑制する．同時に覚醒中枢にも抑制性に働き眠気を生じる．めまい発作急性期には眠ってもらったほうが楽であるので，その点でも有効である．

このほか，制吐薬として，ドパミン D1 受容体拮抗薬も用いられる．メトクロプラミドやドンペリドンはこの系統の薬剤である．脳幹の嘔吐中枢に作用する．また，不安が強いときには，抗不安薬であるジアゼパムを用いる場合もある．

回復期・安定期の非特異的治療

めまいの急性期発作から脱し，回復中には，注射は用いず，内服薬を中心に処方する．この時期に頻用されるのは，急性期にもあげたジフェニドール塩酸塩やベタヒスチンである．ジフェニドール塩酸塩は，先にあげた効果に加え，交感神経α受容体および電位依存型 Ca チャンネル遮断によって生じる循環改善作用を有すると

される．また，ベタヒスチンは，ヒスタミンH3受容体拮抗薬および弱いヒスタミンH1受容体作動薬として内耳循環を改善するとされる．ATP製剤やカリジノゲナーゼも基本的には，末梢循環の改善効果を期待して投与される．このほか，漢方薬である半夏白朮天麻湯も用いられる．

　安定期に抗不安薬を安易に投与することは避けるべきである．睡眠障害を訴える場合，先に述べたような生活療法で改善がないようであれば，睡眠導入薬を投与するが，できればベンゾジアゼピン系は避け，非ベンゾジアゼピン系の薬剤を投与する．この系統の薬剤としては，ゾルピデム酒石酸塩，スボレキサント，ラメルテオンなどがある．ゾルピデム酒石酸塩は，ω1受容体作動薬，スボレキサントは，オレキシン受容体拮抗薬，ラメルテオンは，メラトニン受容体作動薬である．

疾患特異的な薬物治療

　急性期には，不快な症状を緩和する目的で非特異的な薬物治療が行われる一方で，それぞれの疾患の病態に即した疾患特異的な薬物治療も行われる 表1-3-4．

　代表的な内耳性めまい疾患であるメニエール病の場合，その本態が内リンパ水腫と考えられ，この内リンパ水腫を軽減させる目的で利尿薬が用いられる．頻用されるのは，浸透圧利尿薬であるイソソルビド（90mL 分3 毎食後）であるが，この

表1-3-4 代表的なめまい疾患に疾患特異的な治療薬例

メニエール病 ・利尿薬 　　イソソルビド，アセタゾラミド 　　五苓散 **良性発作性頭位めまい症** ・特になし **前庭神経炎** ・副腎皮質ステロイド* **前庭性片頭痛** ・Ca拮抗薬 　　塩酸ロメリジン ・抗てんかん薬 　　バルプロ酸 ・抗うつ薬 　　SSRI ・β-blocker 　　プロプラノロール ・トリプタン製剤 　　リザトリプタンなど	**心因性めまい** ・抗うつ薬 　　SSRI ・抗不安薬 　　ロフラゼプ酸エチル 　　タンドスピロン **起立性調節障害** ・交感神経α受容体刺激薬 　　ミドドリン塩酸塩 **椎骨脳底動脈循環不全** ・抗血小板薬 　　シロスタゾール ・脳血管障害改善薬 　　イブジラスト *有効性については，議論がある．

ほか，炭酸脱水酵素阻害薬で利尿作用のあるアセタゾラミド（250mg 分 1 朝食後）も用いられるが，この薬は，副作用で手のしびれ感がでることがあるので注意が必要である．このほか，利尿作用のある漢方薬として，五苓散（7.5g 分 3 毎食前），柴苓湯（9g 分 3 毎食前），苓桂朮甘湯（7.5g 分 3 毎食前）を用いる．

　良性発作性頭位めまい症は理学療法の一種である頭位治療が主体で疾患特異的な薬物治療はない．前庭神経炎の場合，ステロイドの使用が有用であるという意見もある一方で，その有効性は必ずしも確立していない．しかし，前庭神経機能回復と中枢性の前庭代償促進の目的で経口でプレドニゾロン 30mg からの漸減投与やヒドロコルチゾン 300mg（生食 100mL）の点滴静注 3 日間を投与することが多く，また，重症の糖尿病などの合併症がない限り投与が不利益をもたらすこともない．

　前庭性片頭痛では，予防的治療として，Ca 拮抗薬の塩酸ロメリジン（10mg 分 2 朝夕食後），抗てんかん薬のバルプロ酸（400mg 分 2 朝夕食後など），β-blocker のプロプラノロール（10mg 分 1 朝食後 または 20mg 分 2 朝夕食後）が用いられる．このほか漢方薬の呉茱萸湯（7.5g 分 3 毎食前）も用いる．抗うつ薬を用いるならば，アミトリプチリンよりは，SSRI（選択的セロトニン再取り込み阻害薬）のほうが用いやすい．片頭痛性頭痛の頓挫薬であるトリプタン製剤を前庭性片頭痛のめまい発作の頓挫に用いて有効かどうかは結論がでていないが，頭痛がめまいに先行するタイプであれば使用してみてもよいだろう．

　心因性めまいの場合は，抗うつ薬や抗不安薬が疾患特異的な治療薬である．抗うつ薬であれば，先にも述べたが，SSRI が使いやすい．パロキセチン CR 錠であれば，12.5mg からはじめ 1 週間～ 2 週間後に 25mg に増量する．50mg まで増量可能である（分 1 夕食後）．エスシタロプラムの場合は，常用量の 10mg（分 1 夕食後）を最初から投与できる．これらの薬は，投与初期に吐き気が強くでることがあるので，あらかじめ，そのことについて説明しておいたほうがよいだろう．しばらくすると収まってくることが多い．抗不安薬はなかなか使い方が難しい薬剤である．今日しばしば用いられているベンゾジアゼピン系の抗不安薬については，依存性の問題などがあり，漫然とした長期投与は慎むべきである．抗不安薬にもさまざまな作用時間の薬剤があるが，どうしても必要な場合には，むしろロフラゼプ酸エチルのような長時間作用型を用いている（1mg 分 1 夕食後 または 2mg 分 2 朝夕食後）．また，タンドスピロンは非ベンゾジアゼピン系の抗不安薬である．ただし，効き目もやや弱く，服用効果が現れるまで時間がかかる（30mg 分 3 毎食後）．抗不安薬や抗うつ薬に関しては，常用量を 2～3 カ月投与して症状の改善がないようであれば，

やはり精神科の専門医に相談すべきである．

　失神性めまいの代表である起立性調節障害の場合には，交感神経α受容体刺激薬であるミドドリン塩酸塩を投与する（4mg 分2 朝夕食後）．椎骨脳底動脈循環不全などの脳血管系の血流障害によるめまいの場合，診断の確実度に応じて，かなり確実な場合にはシロスタゾール（200mg 分2 朝夕食後）などの抗血小板薬を，確実度が下がる場合にはイブジラスト（30mg 分3 毎食後）などの脳血流改善薬を投与する．

④外科的療法

鼓室内（薬物）注入療法

　めまい疾患の治療として行われている外科的療法を 表1-3-5 にまとめた．これらのなかで侵襲が小さいものは，薬剤の鼓室内注入療法である．鼓膜の表面を局所麻酔したうえで，23ゲージ程度の太さのカテラン針を用いて穿刺で直接注入あるいは，小さな鼓膜切開を行ったうえで注入する．注入後は，嚥下をできるだけ控えてもらって，30分程度仰臥位で安静を保ってもらう方法をとっている．メニエール病や遅発性内リンパ水腫などの内耳性めまいの症例で，通常の生活療法や薬物療法でめまい発作のコントロールがつかない症例が対象となる．ステロイドは内耳機能保存的な薬剤であり，ゲンタマイシンは内耳機能破壊的な薬剤であるので，この2者のうちでは，先にステロイドを試みるべきである．メニエール病治療における治療法のアルゴリズムについては，各論のメニエール病の項（82頁）を参照された

表1-3-5 代表的なめまい疾患の外科的療法

メニエール病
- 鼓室内注入療法（ステロイド，ゲンタマイシン）
- 内リンパ囊開放術
- 迷路摘出術
- 前庭神経切断術

良性発作性頭位めまい症
- 半規管遮断術

外リンパ瘻
- 内耳窓閉鎖術

上半規管裂隙症候群
- 上（前）半規管瘻孔閉鎖術

聴神経腫瘍
- 聴神経腫瘍摘出術（経迷路法，中頭蓋窩法，後頭蓋窩法）

い．ステロイドは両側性のメニエール病でも投与可能であるが，ゲンタマイシンは通常，一側性の症例に限られる．筆者は，5日程度連続投与する方法をとっているが，投与法や投与間隔については，さまざまなプロトコールがある．

内リンパ嚢開放術

　内リンパ嚢開放術は，上記のステロイド鼓室内注入とゲンタマイシン鼓室内注入の中間に位置づけられている治療法である．侵襲自体は小さいわけではないが，機能温存的な手術であることがその位置づけをきめている．手術は，内リンパ嚢を開放して過剰に貯留した内リンパを排出し，内リンパ水腫の軽減を図る目的で行われる．手技的には，乳様突起削開術を行い，外側半規管隆起を確認し，さらに後半規管を同定し，後頭蓋窩硬膜を露出し，内リンパ嚢を確認し，切開を加える 図1-3-2 ．機能温存的手術であるので再発の可能性もあるが，両側化したメニエール病にも施行できる．

迷路摘出術・前庭神経切断術

　メニエール病や遅発性内リンパ水腫の外科的治療としては，最終段階に位置づけられる治療法である．迷路摘出術は乳様突起削開術を行い，半規管，耳石器を開放し，膜迷路を摘出する．この術式では，聴力は完全に失われるので，基本的には，

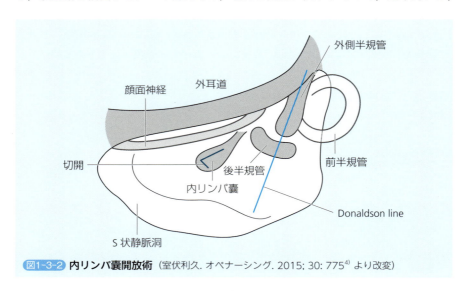

図1-3-2 内リンパ嚢開放術（室伏利久．オペナーシング．2015; 30: 775[4]）より改変）

めまい発作のコントロールがつかない高度の難聴症例に対象が限定される．
　前庭神経切断術も他の治療法でコントロールができない症例に限定して適応される．中頭蓋窩法，後S状静脈洞法などのアプローチ法がある．

半規管遮断術

　半規管遮断術は，難治性の良性発作性頭位めまい症（BPPV）が対象となる．第2部の各論の項に記したように，BPPVでは，半規管内に迷入した耳石の重力の方向の変化による動きで生じる半規管刺激によりめまいが発生すると考えられている．半規管遮断術は，責任半規管の内リンパ流動が生じなくすることによってめまい発作の消失をめざす治療法である．手術適応は，頭位性めまいを繰り返し，その程度が強く，日常生活に支障があること，浮遊耳石置換法などの理学療法に抵抗性であること，診断が責任半規管の同定のレベルまで確立していること，中耳に炎症病変がないこと，唯一聴耳でないことを満たす場合と考えられる．
　手術では，乳様突起削開術を行いターゲットとする半規管の blue line を確認する．半規管上に骨溝を形成したうえで，骨片を除去し開窓する．開窓部から骨パテや筋膜を充填し，骨片で閉鎖し，筋膜で被覆する 図1-3-3．

内耳窓閉鎖術

　さまざまな圧負荷により内耳窓（正円窓および卵円窓）に生じた破裂により生じ

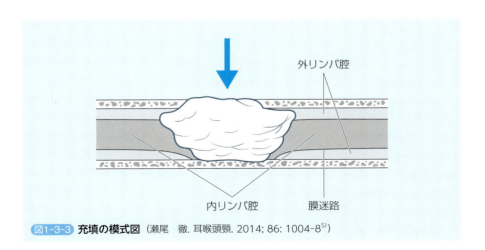

図1-3-3　**充填の模式図**（瀬尾　徹．耳喉頭頸．2014; 86: 1004-8[5]）

た状態，外リンパ瘻が疑われる場合に検討される手術である．試験的に鼓室を開放し，外リンパの漏出がみられた場合，筋膜などを用いて閉鎖する．

⑤理学療法

めまい疾患に対する理学療法には，前庭代償の促進を図ることを目的とする前庭リハビリテーションとしての平衡訓練とそれ以外の疾患特異的な理学療法に大別される．疾患特異的なものには，BPPVに対する頭位治療が知られているが，このほか，メニエール病に対する中耳加圧療法も理学療法に分類される．

平衡訓練（前庭リハビリテーション）

疾患にかかわらず，前庭機能不全や前庭代償不全による平衡障害やめまい感を克服するために平衡訓練（前庭リハビリテーション）が行われる 図1-3-4 [7]．プログラムは，前庭眼反射系のトレーニングと前庭脊髄反射系のトレーニングに大別される．前庭眼反射系トレーニングとしては，固視・頭位変換運動として，眼前50cmの視標を固視して，①頭を30°左右に回転，②頭を30°前後に屈曲・伸展，③頭を30°左右に傾斜を各10往復，眼球を速く動かす運動として，左右，上下，前後の注視を各10往復，眼球をゆっくり動かす運動として，左右，上下，前後の注視を各10往復行う．

前庭脊髄反射系のトレーニングとして，開眼と閉眼で，閉脚と継ぎ足での立位保持（5分），開眼と閉眼で足踏み各100歩，1日1000歩以上の歩行を行う．

高齢者の場合には，椅子からの立ち上がり・着席（10回ないし20回）や開眼での単脚直立（軽い支持可，各足1分）を筋力トレーニングとして追加し，逆に眼運動系トレーニングは軽減する．

BPPVに対する頭位治療

BPPVの治療の基本は，半規管内に入り込んだ耳石などの異物（debrisと総称することもある）を半規管外，つまり，卵形囊に排出する理学療法（頭位治療ともいう）が主体であり，浮遊耳石置換法とも呼ばれる．後半規管型の場合は，Epley法や，Semont法，外側半規管型の場合は，Lempert法やGufoni法などがある．筆者が通常用いる方法は，Epley法とLempert法である（第2部BPPVの項［93頁］参照）．これらの方法は，責任半規管特異的であり，また基本的には，半規管結石症を対象

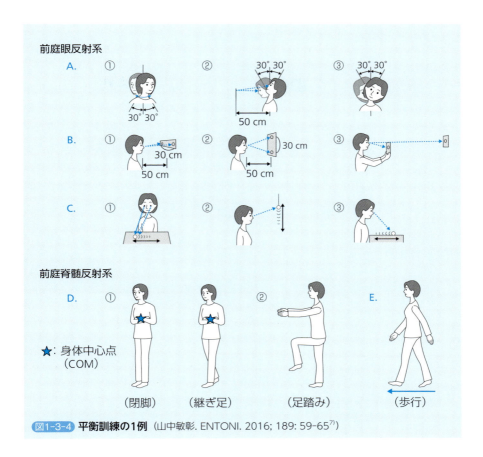

図1-3-4 平衡訓練の1例（山中敏彰. ENTONI. 2016; 189: 59-65[7]）

とする．非特異的な理学療法として Brandt-Daroff の理学療法がある（図2-3-10 参照）．この方法は，疑い例も含めて広く適応でき，患者さんに自宅で行ってもらうことが可能である．

メニエール病に対する中耳加圧治療

生活療法や薬物療法に抵抗性のメニエール病に対して，中耳加圧療法が試みられている[10]．

⑥心理療法・「ムンテラ」

　心因性めまいや心因的要素の強いメニエール病などに対しては，心理療法的なアプローチも有用であることはいうまでもなく，認知行動療法や自律訓練法が効果を発揮している．しかし，これらの治療法は臨床心理士や精神科医・心療内科医にゆだねるべきであり，筆者はその経験に乏しく，また，こうした心理療法の技術のマスターを目指すためのノウハウを提供することは本書の目的とするところではない．このセクションでは，日常臨床のなかで患者とのコミュニケーションのとりかたなどの一般的注意点について述べるにとどめることにしたい．こうしたコミュニケーションは医者の業界用語で「ムンテラ」と表現されてきたものに近いと考えていただいてよいだろう．

表1-3-6　拒絶的反応（ピーター・G. ノートハウス, 他. ヘルスコミュニケーション―これからの医療者の必須技術. 原著第2版. 福岡: 九州大学出版会; 1998[8]）

拒絶的反応は相手の存在を否定する．この反応は相手が取り上げている話題にふさわしくないか，無関係である．この反応をされると，相手は自分を過小評価する
次の反応は拒絶的である
1. "鈍感"
　　相手が伝えようとする事柄に対し，言語や非言語による相づちを打たず，軽視や無視すること
2. "妨害"
　　話し手が話を終える前に，あるいは要点を十分に詳述する前に，話をさえぎること
3. "的外れ"
　　相手が伝えたことに無関係な反応をすること．たとえば，新たな話題をもち出したり，いきなり前の話題に戻ること
4. "脱線"
　　相手の言ったことは認めるが，すぐ別の方向に会話を向けること
　　例：「ええ，腹部に痛みがあるのはわかりました．でも，あなたが十分運動していないことが気になります」「はい，問題はわかりました．でも，それはきっと解消しますよ．私の友人がこの問題をどう克服したかお話ししましょう」
5. "非人間的"
　　極端に知的な調子で，三人称で答えること．この種の反応にはしばしば，常套句や婉曲語句が多用される
　　例：「2交替で働く場合の問題は，常に疲れていて，ミスをおかしがちであるということです」「その特別な状況について議論するには，もっと証拠が必要です」
6. "不明瞭"
　　不完全なセンテンスや長くとりとめのない会話で答えること．この種の返答は，会話の内容を補足しない後戻りや言い換えが多用されるので，ついていくのが難しい
7. "矛盾"
　　言っていることと違う行動をとること．それは矛盾する2つの言語と非言語によるメッセージを送っている
　　例：「いいえ，あなたは私を困らせてはいません」（手を震わし，甲高い声で言う）

コミュニケーションの第一歩は，あたたかい雰囲気づくりである．そのうえで，相手の話をきちんときいてあげることが必要である．自分の困っていることを**治療者にわかってもらえたと感じてもらえること**が，治療の第一歩でもある．しかし，患者の混乱した，あるいは興奮した心理に**巻き込まれない冷静さ**も重要である．拒絶的反応 表1-3-6 を極力さけ，相手を一人の人間として認める確認的反応 表1-3-7 をとることを心掛ける．

上に述べた「わかってもらえた感」を医療者側からみると，「受容」になる．すなわち，患者の訴えに共感し，受け入れることである．そのうえで，患者の気持ちを外から支える，すなわち，「支持」を行う．そのうえで，命にかかわる病気では

表1-3-7 確認的反応（ピーター・G. ノートハウス, 他. ヘルスコミュニケーション―これからの医療者の必須技術. 原著第2版. 福岡: 九州大学出版会; 1998[8]）

確認的反応は，相手に個人としての自分をより大切にさせる．相手を個性ある人間として認める．
　次の反応は確認的である．
1. "率直な反応"
　　相手に率直に答えること．相手に率直に応対すること
2. "内容についての同意"
　　相手が話していることを補強したり支持すること
　　例:「そうです．それは重要なことです」「今，少なくともあなた側の問題はわかりました」
3. "協力的反応"
　　理解を伝えること，励まし，あるいは相手を気分よくさせること
　　例:「あなたの意見はわかっているつもりです」「態度からみて，あなたはうまくやっていけると思います」「あなたの回復ぶりに感服しています」
4. "解明"
　　他者のメッセージの内容や，現在あるいは過去の感情をより理解しやすくすること．もっと情報を求めたり，相手に自分の気持ちをもっと詳しく述べるよう促すことも含まれる
　　例（内容）:「その点についてあなたの考えをもう少し話してください」「私にはよくわかりません．もっと説明していただけますか？」
　　例（感情）:「その人についてあなたがどう感じているか話していただけますか？」他者の感情を明らかにしようとするときは，相手の感情を解釈するのではなく，説明に重点が置かれる
5. "肯定的感情の表現"
　　肯定的で批判のない感情で他者に答えること
　　例:「そのことを私に話していただき，うれしいです」「あなたがおっしゃったことで，私はこれをもっと調べてみたくなりました」

表1-3-8 一般的心理療法の3本柱

受容	患者の訴えに共感し受け入れる
支持	患者の気持ちを支える
保証	悪い病気でなく，治療で改善し得ることを伝える

ないとか，治療でよくなってゆくなどの「保証」を与える．**受容・支持・保証はベーシックな一般心理療法**であり，医療者は通常それと意識せず行っていることが多い 表1-3-8 ．この一般心理療法はおさえておきたい．

参考文献

1) 中山明峰. めまいの生活指導―睡眠の観点から―. ENTONI. 2016; 189: 4046.
2) Sismanis A. Surgical management of common peripheral vestibular diseases. Curr Opin Otolaryngol Head Neck Surg. 2010; 18: 431-5.
3) McCall AA, Swan EE, Borenstein JT, et al. Drug delivery for treatment of inner ear disease: current state of knowledge. Ear Hear. 2010; 31: 156-65.
4) 室伏利久. 術者がこっそり教える解剖ばなし・内耳. オペナーシング. 2015; 30: 775.
5) 瀬尾 徹. 良性発作性頭位めまい症の外科的療法. 耳喉頭頸. 2014; 86: 1004-8.
6) 鈴木 衞. 半規管充填法. In: 村上 泰, 監修. イラスト手術手技のコツ 耳鼻咽喉科・頭頸部外科 耳・鼻編. 東京: 東京医学社; 2003. p.211-2.
7) 山中敏彰. めまいの経過観察と治療. ENTONI. 2016; 189: 59-65.
8) ピーター・G. ノートハウス, ローレル・L. ノートハウス. 信友浩一, 他訳. ヘルスコミュニケーション―これからの医療者の必須技術. 原著第2版. 福岡: 九州大学出版会; 1998.
9) 天野雄一, 坪井康次. 日常臨床におけるこころのケア. JOHNS. 2009; 25: 697-700.
10) 將積日出夫. 難治性内リンパ水腫に対する中耳加圧療法. Equilibrium Res. 2016; 75: 206-10.

第2部

各論

1 めまい平衡障害疾患の全体像

めまい症例の統計的データ

　まず最初に，筆者の自験例から，めまい平衡障害症例の年齢構成や性別などについて示してみたい 図2-1-1．筆者は，めまい診療を専門とする耳鼻咽喉科医であるので，そうした筆者の属性に基づくバイアスがあることを承知のうえでご覧いただきたい．

　基本的には，年齢が高くなるにつれて症例数が増加する傾向にある．また，男女比については，ほぼすべての年代を通して女性優位であるが，その傾向は，55歳以降，すなわち，女性の閉経期以降に顕著となる．

　これらの症例をカテゴリー分類するとどうなるだろうか．筆者は，めまい症例を

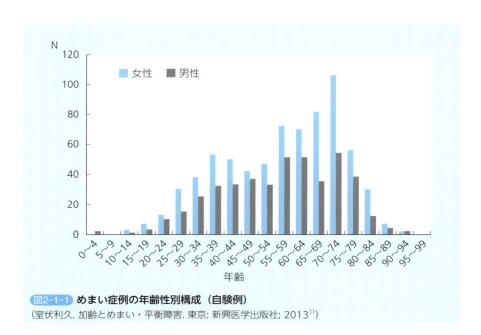

図2-1-1　めまい症例の年齢性別構成（自験例）
（室伏利久．加齢とめまい・平衡障害．東京: 新興医学出版社; 2013[1]）

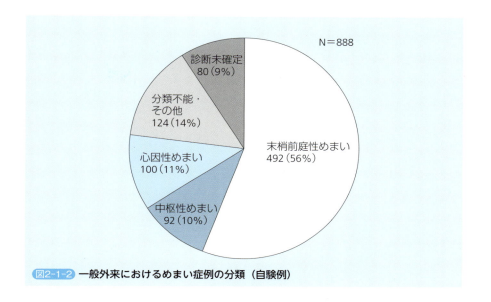

図2-1-2 一般外来におけるめまい症例の分類（自験例）

①末梢前庭性めまい（いわゆる耳が原因のめまい），②中枢性めまい（いわゆる脳に原因があるめまい），③心因性めまい（こころに原因があるめまい），④①～③の分類に該当しない，あるいは分類できないめまい（分類不能），⑤診断未確定，の5つに分類している 図2-1-2．①～③はとくに解説はいらないと思うが，④について若干説明すると，ここに該当するのは，(a) 狭義にはめまいとはいえないかもしれない，眼前暗黒感，失神感，ふるえなど循環器系異常や内分泌系異常による症例と(b) めまいとしての診断は確定しているが，病巣が確定していないので，中枢性とも末梢性とも分類できず，便宜的にここに分類している症例，その代表は前庭性片頭痛である，が含まれている．科としての特性から末梢前庭性めまいが半数を超えるが，それ以外のめまいも半数近くいるわけである．1割は，中枢性めまいである．患者さんは，自分のめまいの病巣がどこにあるかはもちろんわからないわけであるから，脳腫瘍や脳梗塞によるめまいの患者さんが耳鼻咽喉科外来にやってくる．当然，一般内科や総合診療科の外来にもやってくる．この傾向は，救急患者ではさらに顕著で，筆者が受けた救急車で搬送されためまい急性例では，16%が中枢性めまいであった 図2-1-3．治療は，それぞれの専門家にまかせるとして，診断は自分の専門の診療科以外の疾患についてもつけられる必要がある．

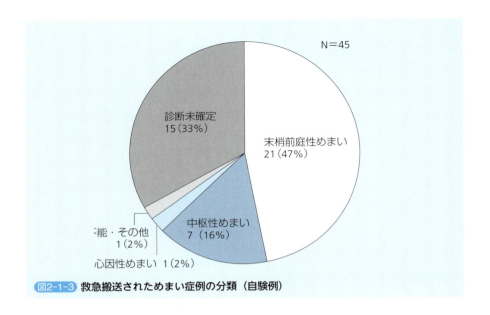

図2-1-3 救急搬送されためまい症例の分類（自験例）

末梢前庭性めまいを起こすものにはどのようなものがあるか，どのような症状があるか

「末梢前庭障害によるめまい平衡障害は回転性めまいである」，あるいは，「回転性めまいは末梢前庭障害による」は，正しいであろうか．答えはいずれも「否」である．左右非対称に末梢前庭障害が急性に起こった場合は，基本的には回転性めまいである（もっとも，これにさえ例外はある．たとえば耳石器性めまい）．逆にいうと，障害が左右対称である場合，とくに慢性的に進行する障害の場合，回転感は少なく，進行に伴い，閉眼や暗所で増悪する平衡障害（Romberg 現象陽性）や体動時の動揺視（jumbling 現象）が主体となる．したがって，アミノ配糖体系抗生物質の副作用の内耳障害をチェックするのに，**眼振の診察のみでは不十分**である．体平衡系の検査，すなわち，直立検査や足踏検査は必須である．また，今日であれば，vHIT や bHIT も推奨される．

　末梢前庭性めまいは，単発性のめまいか，反復性のめまいか，また，蝸牛症状を伴うか，伴わないか，他の神経症状を伴うか，めまいが自発的に生じるか，何らかの誘因によって生じるかなどによって分類できる 表2-1-1．繰り返すと，**重要な点は，単発か反復か，蝸牛症状の有無，誘因の有無**であり，さらに，**めまい発作の持**

1. めまい平衡障害疾患の全体像

表2-1-1 末梢前庭性めまいの分類

回転性めまい

自発性
〈単発〉
・蝸牛症状なし
　　前庭神経炎
・蝸牛症状あり
　　めまいを伴う突発性難聴
　　内耳炎（ムンプスを含む）
・他の神経症状あり
　　Ramsay Hunt症候群
　　　（顔面神経麻痺）

〈反復〉
・蝸牛症状なし
　　前庭型メニエール病
　　前庭性片頭痛
　　　（良性発作性めまい）[*1]
　　耳石器性めまい[*2]
・蝸牛症状あり
　　メニエール病，遅発性内リンパ水腫
　　外リンパ瘻
　　内耳梅毒

誘発性
・蝸牛症状なし
　　良性発作性頭位めまい症（頭位刺激）
・蝸牛症状あり
　　上半規管裂隙症候群
　　　（音刺激・圧刺激）
　　真珠腫性中耳炎（圧刺激）
　　内耳梅毒，外リンパ瘻（圧刺激）

浮動性めまい・平衡障害

特発性両側末梢前庭機能低下症
薬剤性内耳障害（アミノ配糖体系抗生剤の全身投与）
遺伝性内耳障害
内耳奇形
両側メニエール病進行例
加齢性平衡障害[*3]

[*1] 前庭性片頭痛は，病巣が確定しておらず，末梢，中枢いずれの分類からも漏れてしまうので，便宜的にここに記した．

[*2] 耳石器性めまいのめまい感は，自己運動感ではあるが，回転性ではなく，直線的な運動感もしくは傾斜感であるので，回転性めまいと若干異なるが，やはり分類から漏れてしまうのでここに記した．

[*3] 加齢性平衡障害も病巣が多岐にわたり，末梢，中枢いずれの分類からも漏れてしまうので，便宜的にここに記した．

続時間（分単位，時間単位，日単位）も参考になる．もちろん，末梢前庭性めまいと考えるためには，可能な限り中枢性めまいの可能性を排除する必要があるが，この点については次項で述べる．

　末梢性めまいの3大疾患は，**良性発作性頭位めまい症，メニエール病，前庭神経炎**であり，この3つはめまいの持続時間で区別できる．良性発作性頭位めまい症の1つのめまい発作は分単位であり，メニエール病は時間単位，前庭神経炎はこれよ

り長く，しばしば日単位である．なお，前庭性片頭痛は，持続時間はさまざまであり，いずれもあり得る．前庭性片頭痛の診断には，片頭痛性頭痛とめまいの同期に関する問診が必須である．前庭性片頭痛も比較的頻度の高い疾患であるが，末梢性めまい，中枢性めまいと分類した時には分類不能のため，もれてしまうことに留意してほしい．

中枢性めまいを起こすものにはどのようなものがあるか，どのような症状があるか

「末梢前庭障害によるめまい平衡障害は回転性めまいである」も，「回転性めまいは末梢前庭障害による」も正しくないように，「中枢性めまいは非回転性である」も，「非回転性めまいは，中枢性めまいである」も誤りである．

中枢性めまいを生じる疾患は，脳血管障害性疾患によるもの，脳腫瘍によるもの，脱髄性疾患によるもの，変性疾患によるもの，代謝・栄養障害によるもの，奇形によるもの，薬剤によるもの，そのほか，に大別できる 表2-1-2．いずれの種類の病変であってもさまざまなタイプのめまい・平衡障害が生じる可能性がある．一般的には，中枢性めまいに蝸牛症状を伴うことはまれであり，蝸牛症状，とくに難聴を伴う場合は，末梢前庭障害を考えたくなるが，小脳脳幹梗塞の一型であるAICA症候群の場合や多発性硬化症の場合には，回転性めまいに難聴を伴う症例もあるので要注意である．

表2-1-2 中枢性めまいの分類

脳血管障害性疾患
　　Wallenberg 症候群
　　AICA症候群
　　小脳梗塞
　　椎骨脳底動脈循環不全症
　　動静脈奇形
脱髄性疾患
　　多発性硬化症
変性疾患
　　脊髄小脳変性症
　　多系統萎縮症
　　パーキンソン病
　　進行性核上性麻痺
代謝・栄養性疾患
　　Wernicke脳症
　　ビタミンE欠乏による神経障害

奇形
　　Arnold-Chiari 奇形
腫瘍性疾患
　　聴神経腫瘍（前庭神経鞘腫）
　　髄膜腫
　　血管芽腫
　　転移性脳腫瘍
薬剤性
　　抗てんかん薬（フェニトインなど）
　　リチウム製剤
　　抗がん剤（5-FUなど）
その他
　　水頭症
　　脳脊髄液減少症
　　脳表ヘモジデリン沈着症

中枢性めまいの特徴の1つは，**第8脳神経系以外の神経症状を伴うことが少なくない**ことである．ただ，四肢の小脳症状（finger to nose test などで明らかになるもの）は明らかでなく，むしろ体幹失調を伴うものが多い．このほかの神経症状として，構音障害，嗄声，感覚障害（とくに温痛覚障害），複視には注意が必要である．このほか，**末梢性めまいでは認められないタイプの眼振などの眼球運動異常**は中枢性めまいを見落とさないためのポイントである．この点については，第2部6.中枢性めまいの項（110頁）で述べる．

末梢前庭性めまいでも中枢性めまいでもない「めまい」を起こすものにはどのようなものがあるか，どのような症状があるか

このカテゴリーには，多様な症例が含まれる．このカテゴリーに含まれる「めまい」は，心因性めまいを除けば，広義のめまいというべき症候の場合が多い．すなわち，より正確には，**不安定感，平衡障害あるいは歩行障害というべき症例が多い．**また，眼前暗黒感や失神性めまいも含まれる．このカテゴリーを分類すると，心因性めまい，体性感覚系障害，自律神経系障害，循環器系障害，内分泌系障害，運動器系障害に分類される．心因性めまいの場合には，回転性めまいもあり，そのバリエーションも大きいが，これについては，心因性めまいの項で改めて述べる．

体性感覚系障害の代表は，下肢の深部感覚や振動覚の障害による不安定感である．比較的高齢者に多い．特発性の場合も多い．これは，加齢性変化によるのであろう．そのほか，糖尿病による末梢神経障害によるものや腰部脊柱管狭窄症によるものが多い．これらの症例は，末梢前庭障害の場合と同様に，Romberg 現象陽性となる．自律神経系障害の代表は，起立性調節障害・起立性低血圧である．これは，小児と高齢者に多い．当然のことながら，「めまい」症状は，立っているときに悪く，座位や仰臥位では起こりにくい．「めまい」を誘発する頭位についてはよく問診するが，**立位か座位という体位についても問診事項に含めるとヒントが得られる場合もある．**中年以降の起立性低血圧は，Shy-Drager 症候群の初発症状で，多系統萎縮症（multiple system atrophy: MSA）に進展する場合もあるので要注意である．

めまい診療のなかでは，検査を行っても，結局確定診断に至らない症例も一定数存在する　図2-1-2．こうした症例は，①可逆性の病変で来院時にはすでに軽快しており，また，既知の疾患のカテゴリーに該当しない，②病変はあるのだが，現在の医療レベルでは病変を

特定できない，③ご本人のうったえる「めまい感」が平衡機能の障害とは異なったものである，などが考えられる．患者さんには，こうした説明をしたうえで，対症的な投薬（ベタヒスチンやATP製剤）を投与して経過をみてみることが一般的である．自覚症状は，軽快する場合もしない場合もあるが，いずれにせよこのグループからのちに重大な疾患が発見されたという経験はほとんどない．

参考文献
1) 室伏利久. 加齢とめまい・平衡障害. 東京: 新興医学出版社; 2013.
2) 室伏利久. 軽症神経救急診療の現状と課題. めまい. Neurosurg Emerg. 2015; 20: 160-4.

2 メニエール病
Ménière's disease

■ 疾患概念・症状

　メニエール病は，難聴，耳鳴，耳閉感などの蝸牛症状を伴うめまい発作を反復する疾患であり，代表的な内耳性めまい疾患である．内耳疾患ではあるが，ストレスなどの心理的要因が増悪因子となる．メニエール病は，代表的な心身症疾患の1つでもある．めまいの性状は通常回転性めまいであるが，体の傾斜感や直線的な運動感，浮動性めまいなどの非回転性めまいであることもある．発作を繰り返すうちに難聴は不可逆的となり，耳鳴も持続性となる．末梢前庭機能も不可逆的な障害が進行してゆく．このため，進行を防ぐための治療的介入が重要である．

　メニエール（Prosper Ménière）は，19世紀のフランス人医師であり，彼が，今日メニエール病とされる疾患の病巣が内耳にあると論じたこと，内耳病変でめまいを発症することを示したことにちなみ名づけられた．命名者は，ウィーン大学の教授であったポリツェル（Adam Politzer）である 図2-2-1．

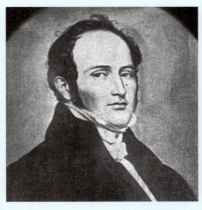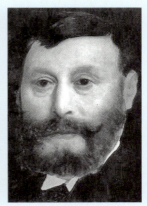

図2-2-1 メニエール（左）とポリツェル（右）の肖像

通常，一側性に発症するが，経過とともに**両側化する症例も少なくない**．長期に観察すると30%以上の症例が両側化するとする報告もある．メニエール病は，40歳前後に発症することが多く，若干女性に多い傾向があるが，後述する良性発作性頭位めまい症や前庭性片頭痛と比較すると性差は顕著ではない．近年は高齢発症のメニエール病が増加しているとする報告もある．

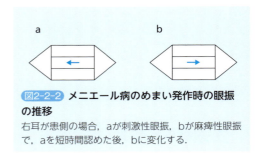

図2-2-2 メニエール病のめまい発作時の眼振の推移
右耳が患側の場合，aが刺激性眼振，bが麻痺性眼振で，aを短時間認めた後，bに変化する．

めまい発作急性期の初期には，患側に向かう定方向性眼振（**刺激性眼振**）を短時間認め，その後健側に向かう定方向性眼振（**麻痺性眼振**）へと変化する 図2-2-2．患側耳では，発作時に，難聴，耳鳴，耳閉感などのいわゆる蝸牛症状が増悪する．めまい発作の際は，悪心，嘔吐，冷汗などの自律神経症状を伴う．発作は通常数時間程度持続する．

病態・分類・診断基準

病態の基本

病態の基本は，**内リンパ水腫**，すなわち，内リンパが過剰に蓄積し，内リンパ腔の容積が増大した状態であるとされている 図2-2-3．しかし，単に内リンパ水腫が存在するということだけでは，反復するめまい発作を十分には説明できない．内リンパ水腫が増悪すると膜迷路が破裂，破綻し，内リンパと外リンパの混合すなわち，本来はナトリウム濃度が高くカリウム濃度が低い外リンパ領域のカリウム濃度が上昇し，一過性の感覚細

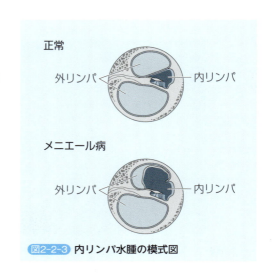

図2-2-3 内リンパ水腫の模式図

胞の麻痺が生じるとする膜破裂説[1]は魅力的ではあるが，確証はない．

分類

◆メニエール病確実例（完全型）
難聴，耳鳴，耳閉感などの聴覚症状を伴うめまい発作を反復する．

◆メニエール病非定型例（不完全型）
①蝸牛型
聴覚症状を反復するのみでめまい発作を伴わない．

②前庭型
メニエール病確実例に似ためまい発作を反復する．難聴はある場合もない場合もあるが，いずれにせよ，めまい発作に関連しての聴覚症状の変動はない．

診断基準

メニエール病に関しては，これまで，いくつもの診断基準が提出されてきた．今後はBárány Societyの診断基準が基本となると思われるので，表にして示しておく 表2-2-1．ただ，これまでは，米国耳鼻咽喉科学会の診断基準（AAO-HNS 1995）[3]が主として用いられており，今後も米国の雑誌に投稿したり，米国の論文を読む場合には必要になる可能性があるので参考文献としてあげておく．両者の相違点としては，典型的なめまい発作の持続時間に差があることと，非回転性めまい発作をメ

表2-2-1 メニエール病の診断基準

(Bárány Societyによる. Lopez-Escamez JA, et al. J Vestib Res. 2015; 25: 1-7[4])

メニエール病確実
- A．2回以上の自発性めまい発作．それぞれの発作の持続時間は5分から12時間
- B．発作の前・最中・後に少なくとも一度聴力検査で低音部から中音部の感音難聴が一耳で確認されている．この耳を患耳とする．
- C．患耳での変動性聴覚症状（聴力，耳鳴，耳閉感）
- D．他のめまい疾患の除外

メニエール病疑い
- A．2回以上のめまいあるいは不安定感
- B．患耳での変動性聴覚症状（聴力，耳鳴，耳閉感）
- C．他のめまい疾患の除外

ニエール病のめまい発作として認めるかどうかである．Bárany Society の基準では，明らかな回転性めまいでなくても，自己運動感のあるものはめまい（vertigo）として認められている．

検査所見

聴覚系所見

純音聴力は，初期には，低音部の障害を発作期に示し，間欠期には回復するが，発作の反復とともに，高音部の障害が進行し，不可逆性となる．一般的に両側型メニエール病では，難聴の進行が速いようである．先に述べた AAO-HNS 1995[3)] では，難聴の程度により，メニエール病のステージ分類を行っている 表2-2-2．この分類では，3000Hz の聴力レベルが必要であるが，日本では 3000Hz の検査は通常行っていないので，通常は，2000Hz と 4000Hz の聴力レベルの平均を 3000Hz の聴力レベルとみなして代用して差し支えない．蝸電図では，dominant negative SP が認められ，-SP/AP 比が増大する．

表2-2-2 **メニエール病のステージ分類**
(AAO-HNS. Otolaryngol Head Neck Surg. 1995; 113: 181-5[3)])

Stage	4周波数の平均聴力レベル (dB)
1	≦25
2	26〜40
3	41〜70
4	>70

前庭系所見

眼振所見としては，めまい発作急性期の初期には，患側に向かう定方向性眼振（**刺激性眼振**）を短時間認め，その後健側に向かう低方向性眼振（**麻痺性眼振**）へと変化する 図2-2-2．温度刺激検査（カロリックテスト）は，初期には，発作間欠期にはほぼ正常であるが，進行に伴い患側半規管機能低下（CP）を認めるようになる．このほか，前庭誘発筋電位検査（VEMP）でも異常を認める．異常の発現率は，疾患の進行に伴い増加する．

画像検査所見

近年は，造影 MRI による内リンパ水腫の画像化が試みられるようになってきたが，まだ，一般化するまでには至っていない．

内リンパ水腫推定検査

　現行の Bárány Society の診断基準上は，内リンパ水腫の確認は必須ではないが，内リンパ水腫とメニエール病の密接な関係を考えると，内リンパ水腫推定検査により内リンパ水腫を示唆する所見を得ることは，とくにメニエール病が疑われるが確実ではない症例の治療方針を決める際には参考になるだろう．現在行われている内リンパ水腫推定検査としては，蝸牛に関して，グリセロールテスト，蝸電図，半規管に関して，フロセミドテスト，耳石器に関して，グリセロール cVEMP テスト，cVEMP のチューニング特性検査などがある．

　グリセロールテストはグリセロールの内服あるいは点滴静注（筆者らは，10% グリセロール 500mL）後（内服の場合 3 時間後，静注の場合 2 時間後）に純音聴力の改善が認められる場合，内リンパ水腫陽性とする．聴力の改善の判定基準にはいくつかあるが，筆者らは，2 周波数で 10dB 以上の改善があった場合陽性としている．同時に cVEMP も測定し，有意な改善のある場合，グリセロール cVEMP 陽性とする．フロセミドテストでは，フロセミド（20mg, 2mL）の静脈注射を行いその前と 1 時間後に温度刺激検査を行い，最大緩徐相速度が 10% 以上改善した場合，陽性とする．蝸電図については，-SP/AP が増大している場合，陽性とする．基準はいくつか提唱されている（>0.36～>0.50）．

鑑別すべき疾患

　鑑別疾患として第一にあがるのは，前庭性片頭痛（vestibular migraine）である．鑑別のため，**頭痛とめまいの同期について必ず問診する習慣をつける**ことが必要である．もっとも，両疾患のオーバーラップと考えられる症例も少なくないので，鑑別は必ずしも容易ではない．両者の鑑別が難しい場合には，中等度以上の難聴のあるものはメニエール病とせざるを得ない．このほか，Cogan 症候群や Vogt-Koyanagi-Harada 病をはじめとする種々の自己免疫疾患による内耳障害，内耳梅毒，外リンパ瘻，聴神経腫瘍などが鑑別対象となる．めまいを伴う突発性難聴とは，発作の病歴や発作中の所見では区別がつかないこともあるが，**メニエール病は発作を反復する疾患であるのに対し，突発性難聴の発作は単発**である．

　鑑別すべき疾患というよりはむしろ，類縁疾患というべきかもしれないが，ここで**遅発性内リンパ水腫**について解説しておく．遅発性内リンパ水腫は，一側性の高度難聴が先行し，これに遅発して内リンパ水腫によると思われるめまい発作あるい

は蝸牛症状を反復する疾患であり，高度難聴とめまいが同側である同側型と，高度難聴の対側耳が患側である対側型が存在する．治療法に関しては，基本的にはメニエール病と同様である．

治療法

メニエール病について海外で推奨されている治療のフローチャートを 図2-2-4 に示す．メニエール病の治療に関しては，生活習慣の改善（十分な睡眠，禁煙，減塩，水分の十分な摂取，運動，休養）から開始し，ファーストラインの処方としては，利尿薬を用いる（例：イソソルビド 90mL/ 分 3）．このほか，高齢者や比較的軽度のメニエール病の場合，利尿効果のある漢方薬（例：五苓散 7.5g/ 分 3）を用いる．聴力が急激に低下したような場合には，突発性難聴に準じて副腎皮質ステロイドを投与する．副腎皮質ステロイドは投与法として，鼓室内注入もオプションとなる．片頭痛合併例では，前庭性片頭痛の診断基準を満たさなくても，片頭痛の予防治療（Ca 拮抗薬：塩酸ロメリジンや抗てんかん薬：バルプロ酸ナトリウム）の投与が，病状全般を改善させる場合があるので考慮する．

中耳加圧治療は，文献上は記載があるが，わが国では，一般的な治療ではないので，スキップしてさしつかえない．内リンパ嚢開放術も一般臨床家にとっては特殊な手術であるので，スキップしてもよいし，専門家にコンサルトしてもよい．めまい発作のコントロールがつかないという点で難治である症例に対して

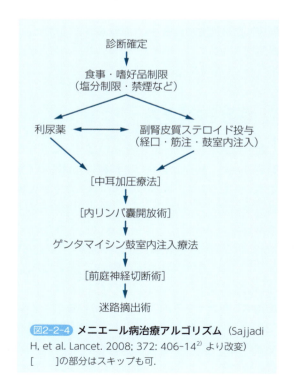

図2-2-4 メニエール病治療アルゴリズム（Sajjadi H, et al. Lancet. 2008; 372: 406-14[2] より改変）
[ ]の部分はスキップも可．

2. メニエール病

表2-2-3 ゲンタマイシン鼓室内注入療法の適応基準
① 一側性のメニエール病または同側型遅発性内リンパ水腫症例
② 生活習慣の改善や内服薬の服薬によってめまいのコントロールができず，通常の日常生活に大きな支障のある状態が少なくとも6カ月以上続いている
③ 患側に難聴があり，良聴耳でない
④ 患側耳の末梢前庭機能がすでにある程度障害されており，かつ対側の末梢前庭機能に著しい機能低下がない

は，鼓室内ゲンタマイシン投与を考える．ゲンタマイシン鼓室内投与の適応については，表2-2-3 を参照されたい．さらに，手術的破壊も選択肢になるが，適応となる症例は決して多くはない．手術を考える前に，その人のメニエール病を「難治」にしているのは何かについてもう一度考える必要がある（診療上のポイント参照）．

メニエール病の場合，心身症的な側面があり，抗不安薬や抗うつ薬の投与が必要となる症例もある．抗うつ薬，抗不安薬や睡眠導入薬を補助的に処方することもある．DHIや心理テストで心因の要素が強いと判定される症例の場合は，身体科のみでかかえないで，心療内科や精神科との併診で臨むことが望ましい．

不可逆性に末梢前庭機能が低下し，そのための平衡障害が不具合の主体である場合には，平衡訓練（前庭リハビリ）を勧める．

難治のメニエール病といっても，①回転性めまい発作のコントロール不良，がすべてではない．このほか，②両側性で，難聴の進行が早く，重度なもの，③進行した不可逆性末梢前庭機能低下のため，慢性的な平衡障害があるもの，④合併する心因性の要素のため，自覚症状がとれないものなどがある．患者さんが「治らない」というとき，このどれにあたるかをよく吟味しないと治療が逆効果になる．②や③の場合，ゲンタマイシン投与は逆効果である．④の場合も無効である．②の場合は，重度の場合は，人工内耳が適切な治療法であり，③の場合は，平衡訓練，すなわち，前庭リハビリの対象であり，④の場合は，抗不安薬，抗うつ薬や心理療法が適切である．

参考文献
1) Schuknecht HF. Pathology of the ear. 2nd ed. Philadelphia: Lea & Febiger; 1993.
2) Sajjadi M, Paparella MM. Meniere's disease. Lancet. 2008; 372: 406-14.
3) AAO-HNS guidelines for the evaluation of therapy in Menière's disease. Otolaryngol Head Neck Surg. 1995; 113: 181-5.

4) Lopez-Escamez JA, Carey J, Chung WH, et al. Diagnostic criteria for Menière's disease. J Vestib Res. 2015; 25: 1-7.
5) 前庭機能異常に関する調査研究班. メニエール病診療ガイドライン. 2011 年版. 東京: 金原出版; 2011.
6) Nakashima T, Pyykko I, Arroll M, et al. Meniere's disease. Nat Rev Dis Primers. 2016; 2: 16028.
7) Murofushi T, Komiyama S, Suizu R. Detection of saccular endolymphatic hydrops in Ménière's disease using a modified glycerol cVEMP test in combination with the tuning property test. Otol Neurotol. 2016; 37: 1131-6.

3 良性発作性頭位めまい症
Benign paroxysmal positional vertigo (BPPV)

疾患概念・症状

　BPPV は，特定の頭位をとると，主として回転性のめまいを起こす疾患であり，内耳における異常によって生じる．頭位性に生じるめまいの最初の報告は，1897年にみられるが，一般的には，頭位誘発性めまいについては，1921 年に Bárány によりなされた報告が最初とされている．BPPV としての case series を報告し，その特徴をまとめたのは，Dix & Hallpike (1952) である[1, 9]．特発性の BPPV では，**めまい以外の神経症状は，難聴・耳鳴も含め随伴しない**．めまい発現まで若干の潜時

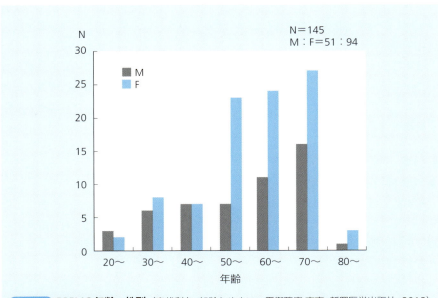

図2-3-1　BPPVの年齢・性別（室伏利久．加齢とめまい・平衡障害．東京: 新興医学出版社; 2013）
50歳以降の女性に多い．

があり，次第に増強した後に減弱，消失すること，めまいの**持続時間は概ね数秒〜数十秒**であること，引き続き同じ頭位を繰り返すと，めまいは軽減または起きなくなること（**疲労現象**）が多いとされてきたが，近年さまざまな特殊型が報告されてきている．この疾患は，高齢者，とくに，閉経以降の女性に圧倒的に多い疾患である（図2-3-1）．閉経に伴うエストロゲンの低下の関与が推定されている．骨粗鬆症など，骨密度の低下との関連，あるいはカルシウム代謝との関係についても議論されているが，まだ結論がでているとはいいがたい．

病態・分類・診断基準

病態の基本

病態生理の基本は，頭位の変化，すなわち重力の方向の変化によって，通常は生じない前庭（半規管）眼反射が誘発されることである．通常は，卵形嚢斑の耳石膜から剥落し半規管内に迷入した耳石が重力の影響をうけ，半規管膨大部の感覚細胞を刺激し，発作性に半規管眼反射が起こされることによると考えられている．特発性であるか他の内耳疾患によって二次的に生じるか，責任半規管がどれか，半規管眼反射を誘発する具体的な病態の違いにより分類される．タイプごとの病態生理は後述する．

特発性 BPPV の症例で，なぜ，卵形嚢斑の耳石が剥落するかについては必ずしも明らかではない．加齢に伴う内耳の変化，変性により耳石の耳石膜への接着力が低下することが考えられるが，推測の域をでない．加齢に伴うカルシウム代謝の変化が影響するのかもしれない．

分類

◆特発性（一次性）BPPV

基本的には，BPPV のめまい発作は，いずれかの半規管において頭位の変化により，内リンパ流動ないしはクプラの偏位が生じ，そのため，異常な半規管眼反射が起こされ，他覚的所見としての眼振，自覚的所見としてのめまい発作を生じたものと考えられる．

この責任半規管により，後半規管型と外側半規管型に大別される．理論上，前半規管型も存在するとされ，報告もあるがまれであり，むしろ特殊型の1つとみなしたほうがよいだろう．

3. 良性発作性頭位めまい症

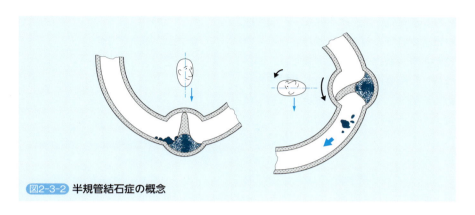

図2-3-2 半規管結石症の概念

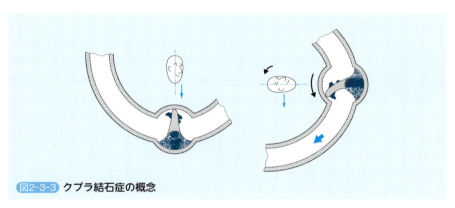

図2-3-3 クプラ結石症の概念

　半規管内における病態により，**半規管結石症型とクプラ結石症型**に分類される．半規管結石症は，半規管内に卵形嚢斑から剥落した耳石などが，半規管内に迷入し（半規管結石），頭位の変化に伴う重力方向の変化により，耳石が移動し，内リンパ流動を生じ，めまいが起こる 図2-3-2．一方，半規管膨大部にあるクプラに剥落耳石などの物質が付着している病態も想定されている．クプラに重りが付着していると考えればよい．これをクプラ結石症と呼ぶ 図2-3-3．

①後半規管型 BPPV
　後半規管にかかる重力方向の変化は，頭位変換眼振検査とくに Dix-Hallpike 法で大きく，したがって，この検査のとき眼振が誘発される．誘発される典型的な眼

振は，図2-3-4 のごとくであり，回旋成分と垂直成分の混合した眼振となる．座位から懸垂頭位への頭位変換では，回旋成分に上眼瞼向成分の混合した眼振が認められる．この眼振は，座位から懸垂頭位への頭位変換時に後半規管に反膨大部流が生じ，このため，患側後半規管が興奮することによって生じる．懸垂頭位から座位への頭位変換時にはその逆であ

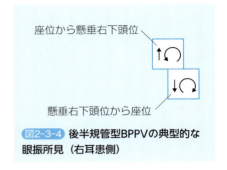

図2-3-4 後半規管型BPPVの典型的な眼振所見（右耳患側）

る．眼振には，先に述べた潜時があり，眼振の持続は比較的短く，疲労現象が明らかであることが多いが，この原則通りではない症例もある．原則通りではない症例は，クプラ結石型と考えられる．

> BPPVが疑われる患者さんの頭位・頭位変換眼振検査では，最初にベッドに寝かせる瞬間が大事である．最初の寝た瞬間に眼振があり，その後の検査時には眼振が観察できない場合も少なくない．これは，先に述べた疲労現象のためである．したがって，最初ベッドに寝てもらう際に，フレンツェル眼鏡やCCDゴーグルをスタンバイしておかなければならない．先に看護師さんに検査室に案内して寝かせておいてもらってあとでかけつけるのでは，千載一遇の確定診断のチャンスをみすみす失うことになりかねないのでご注意されたし．

②外側半規管型 BPPV

外側半規管における重力方向変化は，仰臥位で左右に頭を回す，いわゆるrollingのときに大きい．検査でいえば，仰臥位での頭位眼振検査の際に大きいので，典型的な所見は，この検査で得られる．外側半規管型には，眼振が，右耳下でも左耳下でも，眼振が地面方向に向かう方向交代性頭位眼振すなわち，方向交代性向地性（下向性）頭位眼振を呈する症例と逆向きの方向交代性背地性（上向性）頭位眼振を呈する症例がある 図2-3-5 図2-3-6．1人の患者さんの眼振が上向性から下向性あるいはその逆に変化することもしばしばある．下向性眼振は，後半規管型の項で述べた半規管結石による内リンパ流動で説明される．すなわち，患側耳下への頭位の変

化で，向膨大部流が生じ，外側半規管は興奮し，患側耳に向かう眼振となる．すなわち，左耳が患側の場合，左耳下頭位で左向眼振を生じる．一方の上向性眼振は，この理論では説明できない．この場合は，半規管膨大部にあるクプラに耳石器などの物質が付着している病態が想定されている．クプラに重りが付着していると考えればよい．すると患側耳下では，重力によりクプラは重力の方向，すなわち，下方へと偏位する．このため，反膨大部流を生じたときと同じ状態となり，この外側半規管は抑制性にはたらく．すなわち，患耳から反対側に向かう眼振となる．**下向性頭位眼振のときは，患側下で眼振が強く，上向性頭位眼振のときは，健側下で眼振が強い**とされる．これは，責任半規管（すなわち患耳）が興奮する頭位で眼振が強いためである．

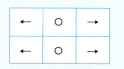

図2-3-5 外側半規管型BPPVにおける方向交代性下向性頭位眼振

半規管結石症のときに認められる．

クプラ結石症の場合は，クプラ結石のため，クプラの偏位は即座に生じ，長く続くと推定される．したがって，半規管結石症と比較し，潜時は短く，眼振の持続は長い．先に述べた後半規管型では，半規

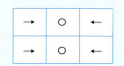

図2-3-6 外側半規管型BPPVにおける方向交代性上向性頭位眼振

クプラ結石症のときに認められる．

管結石症でもクプラ結石症でも眼振の向きは同じである．したがって，後半規管型でも，潜時が短く，持続時間が長いときにはクプラ結石症型の可能性が高い．

③特殊型

特殊型の1つには，先に少し述べた**前半規管型**があげられる．理論的には，後半規管型とは逆に，Dix-Hallpike法で健側下懸垂頭位にした際に興奮性眼振が生じ，回旋成分に下眼瞼向の垂直性眼振が混合した眼振となる 図2-3-7．こうした症例に遭遇することはあるが，まれである．

また，何らかの異物が半規管内に存在するのではなく，クプラそのものが変性し，その比重が軽くなったため，頭位の変化の際に，クプラの偏位が生じる病態とされているのが**ライトクプラ**である．ライトクプラの際は，半規管結石症の場合と眼振の向きは同じであるが，その眼振の潜時や持続はクプラ結石症型と同じである．

このほか，通常の半規管結石症では，耳石が半規管の長腕（long arm）に迷入す

るのに対し，短腕側（膨大部と卵形囊の
あいだ）に迷入したと考えられるものが
短腕（short arm）型と呼ばれるBPPVで
ある．短腕型の場合には，結石が卵形囊
側に動いたときには内リンパ流動が生じ
難いので，頭位変化の際の眼振の誘発
が著しく非対称になる（たとえば座位か
ら懸垂頭位への頭位変換ではほとんど眼
振が誘発されず，懸垂頭位から仰臥位へ
の頭位変換では強い眼振が誘発されるな
ど）ことが推測される．

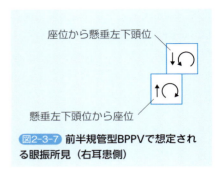

図2-3-7 前半規管型BPPVで想定される眼振所見（右耳患側）

◆二次性BPPV

BPPVは，特発性のもののほかに，他の内耳疾患，末梢性めまい疾患，頭部外傷に引き続き生じる．これらは，二次性BPPVとして区別したほうがよい．二次性BPPVを生じる疾患として，メニエール病，突発性難聴，前庭神経炎，頭部外傷などが知られている．

診断基準

Bárány Societyから出された新しい診断基準を紹介する（ただし，日本の臨床の実情に合わせて多少意訳してある）．

①**後半規管－半規管結石症型BPPV**
  A. 頭位の変化で誘発される反復性めまい（回転性あるいは浮動性）．
  B. 発作の持続は1分以内．
  C. 頭位変換眼振検査や頭位眼振検査で数秒の潜時のあとに生じる眼振．眼振は，Dix-Hallpike法の場合，下側になる耳の側に向かって眼球の上極が回旋する回旋成分と上眼瞼向き垂直成分の混合性眼振であり，典型的には，眼振の持続は1分以内．
  D. 他の疾患の除外．

②外側半規管-半規管結石症型 BPPV
  A. 頭位の変化で誘発される反復性めまい（回転性あるいは浮動性）．
  B. 発作の持続は1分以内．
  C. 頭位眼振検査では，短い潜時を伴いあるいは伴わず，誘発される方向交代性下向性頭位眼振（水平性）であり，眼振の持続は1分以内．
  D. 他の疾患の除外．

③外側半規管-クプラ結石症型 BPPV
  A. 頭位の変化で誘発される反復性めまい（回転性あるいは浮動性）．
  B. 頭位眼振検査では，短い潜時を伴いあるいは伴わず，誘発される方向交代性上向性頭位眼振（水平性）であり，眼振の持続は1分以上．
  C. 他の疾患の除外．

この3タイプ以外については，十分コンセンサスの得られた診断基準はまだない．

鑑別すべき疾患

診断に際してまず注意すべきは，**中枢神経系病変によっても，頭位の変化に伴い向きの変化する眼振を認め，自覚的には，頭位性めまいを訴えることがある**ことを忘れてはならない．脳梗塞，多発性硬化症などの脱髄疾患，脊髄小脳変性症などの変性疾患などで，**中枢性頭位めまいは認められる**．これらを悪性頭位めまい症と呼ぶこともある．

鑑別に際して注意すべき点としては，(a) 病歴が長い，(b) 家族歴がある，(c) 他の神経症状がある，(d) 眼運動系の中枢障害を示唆する所見がある，(e) 体幹失調が強い，などがある．(d)について，より具体的には，注視方向性眼振，反跳眼振（rebound nystagmus），視標追跡検査での異常（saccadic pursuit），急速眼球運動検査での推尺異常（ocular dysmetria），視運動性眼振の障害，温度刺激検査での視性抑制（visual suppression）の障害，頭位変換眼振検査での純垂直性頭位変換眼振，などがあげられる．なかなか治らない BPPV の場合には，中枢病変の可能性についても念頭におく必要がある 表2-3-1．

このほか，起き上がったときにめまい感があるということから，起立性調節障害（起立性低血圧）が，BPPV と診断される場合がある．また，片頭痛症例にしばしば

> **表2-3-1** どのようなとき中枢性頭位めまいを疑うか
>
> (a) 病歴が長い
> (b) 家族歴がある
> (c) 他の神経症状がある
> (d) 眼運動系の中枢障害を示唆する所見がある
> (e) 体幹失調が強い
> など
>
> (d) の例として，
> 注視方向性眼振，反跳眼振 (rebound nystagmus)，
> 視標追跡検査での異常 (saccadic pursuit)，
> 急速眼球運動検査での推尺異常 (ocular dysmetria)，
> 視運動性眼振の障害，
> 温度刺激検査での視性抑制 (visual suppression) の障害，
> 頭位変換眼振検査での純垂直性頭位変換眼振，
> など

みられる運動不耐症（motion intolerance，運動すると気持ち悪くなる）がBPPVと診断される場合もある．

治療法

理学療法（頭位治療）

　中枢性頭位めまいや二次性BPPVが除外できたら，BPPVの治療の基本は，半規管内に入り込んだ耳石などの異物（debrisと総称することもある）を半規管外，つまり，卵形嚢に排出する理学療法（頭位治療ともいう）が主体である．浮遊耳石置換法とも呼ばれる．治療法（つまり頭の回しかた）は，開発者の名前がつけられたさまざまな方法がある．後半規管型の場合は，Epley法やSemont法，外側半規管型の場合は，Lempert法やGufoni法などがある．筆者が通常用いる方法は，Epley法とLempert法である 図2-3-8 図2-3-9 ．これらの方法は，責任半規管特異的であり，また基本的には，半規管結石症を対象とする．非特異的な理学療法としてBrandt-Daroffの理学療法がある．これは，右耳下，左耳下への頭位の変換を患者自身が繰り返す方法 図2-3-10 で，診察の際に，眼振がはっきりしない症例やクプラ結石症の症例にも利用可能である．また，このBrandt-Daroffの方法は患者さんに自宅で行ってもらうことが可能である．

3. 良性発作性頭位めまい症

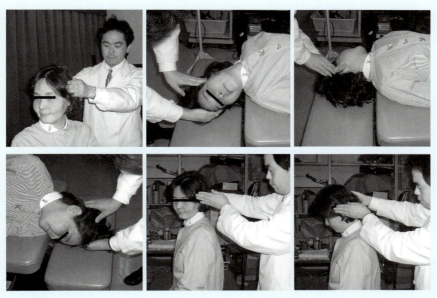

図2-3-8 Epley法
(室伏利久. In: 篠原幸人, 監修. 神経救急・集中治療ハンドブック. 東京: 医学書院; 2006. p.50-60[5])
右後半規管が患側の場合.

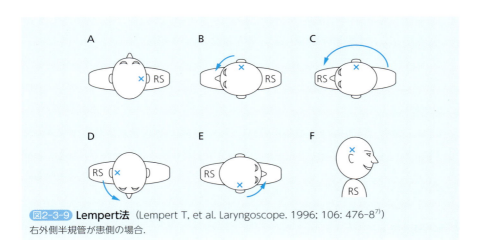

図2-3-9 Lempert法 (Lempert T, et al. Laryngoscope. 1996; 106: 476-8[7])
右外側半規管が患側の場合.

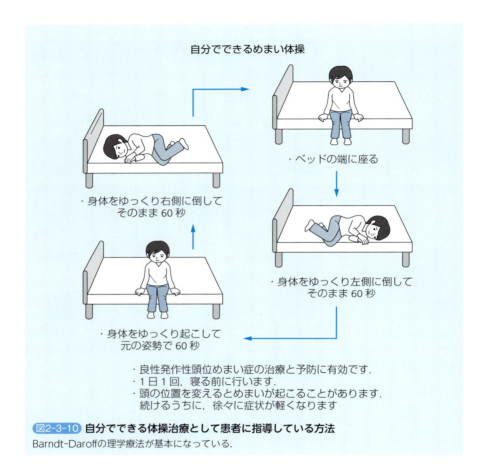

図2-3-10 自分でできる体操治療として患者に指導している方法
Barndt-Daroffの理学療法が基本になっている．

薬物療法

BPPVの場合，薬物療法は補助的である．悪心の強い場合には，抗ヒスタミン作用のある抗めまい薬（塩酸ジフェニドールなど）や制吐薬（ドンペリドンなど）を症状の強いときに併用する．また，めまい発作あるいはその再発に対し不安感の強い症例の場合には，一時的に抗不安薬を用いる．

手術療法

今日BPPVに対して行われる手術療法は，半規管遮断術である．これは，BPPV

を起こしている半規管に詰め物をして，異常な内リンパ流動が起こらないようにする治療法である．頻回な再発例や難治例が対象となり得るが，BPPVで手術治療が必要となることは非常にまれである．

参考文献

1) Suzuki M. Basic and clinical approach to BPPV based on model experiment results. Tokyo: SPIO; 2012.
2) von Brevern M, Bertholon P, Brandt T, et al. Benign paroxysmal positional vertigo: diagnostic criteria. J Vestib Res. 2015; 25: 105-17.
3) 水野正浩, 室伏利久. 神経疾患のENGアトラス. 東京: 医歯薬出版; 1994.
4) 日本めまい平衡医学会診断基準化委員会, 編. 良性発作性頭位めまい症診療ガイドライン（医師用). Equilibrium Res. 2009. 68: 218-25.
5) 室伏利久. めまい・平衡障害. In: 篠原幸人, 監修, 永山正雄, 他編. 神経救急・集中治療ハンドブック. 東京: 医学書院; 2006. p.50-60.
6) Epley JM. The canalith repositioning procedure: for treatment of benign paroxysmal positional vertigo. Otolaryngol Head Neck Surg. 1992; 107: 399-404.
7) Lempert T, Tiel-Wilck K. A positional maneuver for treatment of horizontal-canal benign positional vertigo. Laryngoscope. 1996; 106: 476-8.
8) Brandt T, Daroff RB. Physical therapy for benign paroxysmal positional vertigo. Arch Otolaryngol. 1980; 106: 484-5.
9) Dix MR, Hallpike CS. The pathology, symptomatology and diagnosis of certain common disorders of the vestibular system. Ann Otol Rhinol Laryngol. 1952; 61: 987-1016.

4 前庭性片頭痛
Vestibular migraine

■ 疾患概念・症状

　前庭性片頭痛は，片頭痛そのものによってひき起こされるめまい，すなわち，片頭痛の病態生理それ自体が引き起こすめまいである．疾患概念自体は比較的新しいが，片頭痛に関連してめまいが発生するということは古くから知られていた．最新の国際頭痛分類（ICHD-3 β）[3)]の疾患名 vestibular migraine の日本語訳として，前庭性片頭痛という用語を用いるが，片頭痛関連めまい（migraine-associated vertigo）あるいは片頭痛性めまい（migraineous vertigo）という用語もしばしば用いられる．

　30歳代，40歳代の女性に発症することが多い 図2-4-1 ．症状の主体は，拍動性，一側性の比較的強い頭痛とこれに同期して生じるめまいである．片頭痛は，前兆のない片頭痛と前兆のある片頭痛のいずれの場合もある．頭痛の発症が先行し，数年

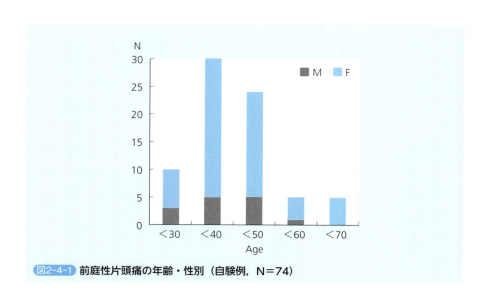

図2-4-1　前庭性片頭痛の年齢・性別（自験例，N=74）

4. 前庭性片頭痛

以上してからめまい発作を伴うようになることが多い．めまいは，回転性の場合も，浮動性の場合もある．めまいの持続時間も数分のものから1日以上続くものまでさまざまである．耳鳴や耳閉感などのいわゆる蝸牛症状を伴う場合もある．蝸牛症状は，一側性のことも両側性のこともある．両側性のこともあるのは，メニエール病とは異なった特徴である．発作時のめまい発作と頭痛発作の時間的な関係もさまざまであるが，自験例では，頭痛が先行する例が多い 図2-4-2．こうした症状からは，前庭性片頭痛はおそらく数種の異なった病態から構成されていること，必ずしも視

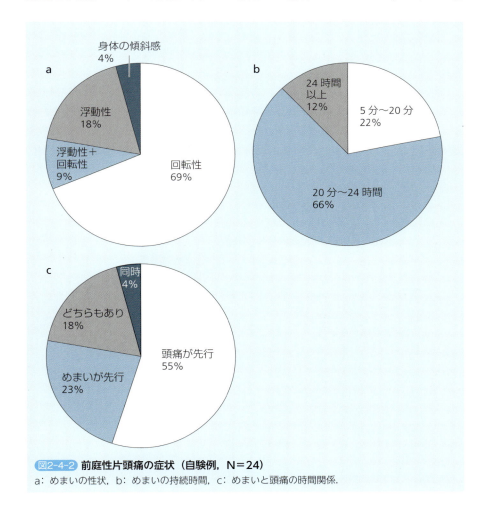

図2-4-2 前庭性片頭痛の症状（自験例，N＝24）
a: めまいの性状，b: めまいの持続時間，c: めまいと頭痛の時間関係．

覚性前兆（閃輝暗点など）のような片頭痛の前兆ではないことが推定される．

前庭性片頭痛の場合も，急性のめまい発作の場面では，眼振が出現することが確認されている[7]．

病態・診断基準

病態の基本

片頭痛関連めまいの病巣や病態生理については未確定である．一般的には，何らかの中枢神経系における病変が想定されているが，筆者らの研究を含む先行研究からは，少なくとも一部には，末梢前庭障害の考えられる症例も存在していると考えられる．

片頭痛そのものの病態仮説として，古典的には，血管説，神経説，三叉神経血管説があった．今日では，神経説と三叉神経血管説のコンビネーションで説明されることが多い．まず皮質拡延性抑制（cortical spread depression：CSD）と呼ばれる大脳皮質などの神経活動の低下が生じる．CSDでは大脳皮質を電気活動抑制帯が伝

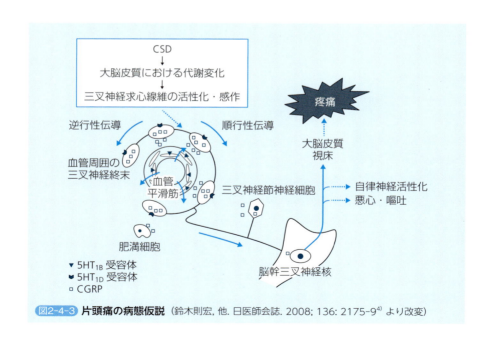

図2-4-3 片頭痛の病態仮説 （鈴木則宏, 他. 日医師会誌. 2008; 136: 2175-9[4] より改変）

表2-4-1 想定される片頭痛関連めまいの病態

1. 血管収縮による虚血
2. 拡延性抑制と同様の機序による神経障害
3. 神経ペプチドなどの放出による神経原性炎症に起因する障害
4. 3.により二次的に生じた内リンパ水腫
5. アロディニア（異痛症）と類似の感作(sensitization)
6. イオンチャンネル異常

播してゆく．CSD の間に生じた脳内の代謝性の変化により発生したさまざまな物質が，一過性の充血や血管拡張を生ぜしめ，血管周囲の三叉神経求心線維を活性化あるいは感作する．これが刺激となり，三叉神経線維の血管周囲の一次感覚神経終末から神経ペプチドが放出され，血管拡張，血漿タンパクの漏出などの**神経原性炎症**が生じ，三叉神経を求心性に伝導し痛みを感じる 図2-4-3．

　前庭性片頭痛の病態は，上記の片頭痛の病態の一部が前庭系にも生じて，めまいを起こすものと考えられる．表2-4-1 に筆者の想定する片頭痛関連めまいの病態生理仮説を示す．なお，これらのうち，虚血や拡延性抑制が主体であれば，めまいは，頭痛の前兆として頭痛に先行する可能性が高く，また，発作の持続は短いものと考えられる．したがって，虚血や拡延性抑制が前庭性片頭痛病態の中心的なものではない可能性が高い．現時点では，放出された神経ペプチドの作用を最も有力なものと考えている．4. の二次性内リンパ水腫は，むしろ，メニエール病/前庭性片頭痛オーバーラップ症候群の病態かもしれない．

診断基準

　2013 年に国際頭痛分類第 3 版 β に，前庭性片頭痛の診断基準が，Appendixとして収載された[3]．また，同じ診断基準が，Bárány Society と国際頭痛学会のconsensus document としても公表された[5]．表2-4-2 にその診断基準を示す．

　その診断基準の要点を述べると，確実例と診断するためには，5 回以上，5 分から 72 時間持続する中等度以上の前庭症状があり，国際頭痛学会の診断基準を満たす片頭痛があり，そのめまい**発作の半数以上**に，**片頭痛症状が合併**していることが必要である．前庭症状としては，頭位性めまいや視性めまいも許容されている．なお，疑い例の基準は，表2-4-2 の確実例の基準 B，C のうち，一方のみを満たすものとされている．実際の診断にあたっては，メニエール病との鑑別が困難な症例があるだろう．

表2-4-2 前庭性片頭痛の診断基準

(日本頭痛学会・国際頭痛分類委員会, 訳. 国際頭痛分類 第3版 beta版. 東京: 医学書院; 2014. p.176[3])

A. CとDを満たす発作が5回以上ある
B. 現在または過去に「前兆のない片頭痛」または「前兆のある片頭痛」の確かな病歴がある
C. 5分〜72時間の間で持続する中等度または重度の前庭症状がある
D. 発作の少なくとも50%は以下の3つの片頭痛の特徴のうち少なくとも1つを伴う
　1. 頭痛は以下の4つの特徴のうち少なくとも2項目を満たす
　　a) 片側性
　　b) 拍動性
　　c) 中等度または重度
　　d) 日常的な動作により頭痛が増悪する
　2. 光過敏と音過敏
　3. 視覚性前兆
E. ほかに最適なICHD-3の診断がない, または他の前庭疾患によらない

検査所見

聴覚系所見

　一般的に難聴はあっても軽度である. 難聴の高度な症例は, やはりメニエール病の合併を考えるべきではないかと思われる.

前庭系所見

　前庭系検査では, 温度刺激検査のCPやVEMP異常に代表される前庭機能異常を呈する. また, 先にも述べたが, めまい発作の際にはさまざまな眼振が観察される.

　ENGによる眼球運動の評価では, 下眼瞼向き眼振や視標追跡検査でのsaccadic pursuitなどがしばしば認められるとされる. このように, 前庭系の検査所見は, 末梢性障害所見と中枢性障害所見の両者が認められ得る. これは, 前庭性片頭痛が複数の病態や病巣によって構成される疾患概念であることを示唆し, 今後さらに分類・整理がなされていくだろう.

画像検査所見

　通常の画像診断ではむしろ異常がないことが特徴である.

鑑別すべき疾患

　鑑別疾患として第一にあがるのは，メニエール病である．もっとも，両疾患のオーバーラップと考えられる症例も少なくないので，鑑別は必ずしも容易ではない．メニエール病／前庭性片頭痛オーバーラップ症候群という疾患概念を唱える研究者もいる．両者の鑑別が難しい場合には，中等度以上の難聴のあるものはメニエール病とせざるを得ない．片頭痛患者は，運動刺激に対し脆弱であり，その頭痛は，運動により悪化する．このため，良性発作性頭位めまい症と診断されてしまう可能性もある．頭位の変化によってめまいが誘発されるのか，単に悪心が増悪するのか，安静臥床時にめまいがすることはないのかといったポイントで区別してゆく．頭痛とめまいをペアで訴える症例には，心因性めまいも少なくないので注意を要する．また，まれな疾患であるが，周期性失調症（episodic ataxia）とくにその2型が鑑別の対象となる．

　頭痛自体の鑑別も重要である．片頭痛とならんで頻度の高い一次性頭痛に緊張型頭痛がある．緊張型頭痛の場合には，比較的軽度の両側性頭痛が持続することが特徴で，運動によって増悪しない．また，初発の頭痛は片頭痛とは診断できない．むしろ二次性頭痛とそれに随伴するめまい（たとえば，椎骨動脈解離による頭痛とめまい）について鑑別しなければならない 表2-4-3．

　鑑別診断とは，若干趣が異なるが，良性発作性めまい（benign paroxysmal vertigo：BPV）という疾患概念について述べておく．これは，主として小児に認められる片頭痛関連のめまい疾患とされる（診断基準は，第2部 7．小児のめまいの項〔125頁〕を参照のこと）．最新の診断基準（ICHD3-β）では，BPVに関して年齢に関する文言がなくなったので，前庭性片頭痛とBPVのいずれとも診断され得る症例は少なくないだろう．明確な規定はないが，成人で前庭性片頭痛の診断基準を満たすものは，前庭性片頭痛と診断し，それ以外で，BPVの診断基準を満たすものをBPVとするのが実際的だろう．良性再発性めまい（benign recurrent vertigo）

表2-4-3 **前庭性片頭痛と鑑別を要する疾患**
- メニエール病
- 良性発作性頭位めまい症
- 緊張型頭痛に関連しためまい
- 二次性頭痛によるめまい
- 周期性失調症

という疾患概念も BPV とほぼ同じと考えてよい.

治療法

　急性期の治療は，めまいの急性期一般に共通する対症療法である．ただ，通常と異なる点として，片頭痛性頭痛の頓挫薬としてのトリプタン製剤（スマトリプタン，エレトリプタンなど）の使用がある．頭痛がめまいに先行するタイプの症例の場合，頭痛発作を頓挫させることが期待できるし，実際の臨床上有効であると思われる．ただし，エビデンスは確立していない．また，めまいが先行するタイプにはあまり好ましくない．これは，めまいが先行するタイプは，かつての脳底型片頭痛，現在の分類では，脳幹性前兆を伴う片頭痛である可能性があるからである．脳底型片頭痛に対して，トリプタン製剤は禁忌とされてきた．

　発作予防の治療は，片頭痛の予防治療と重複する部分が大きい．薬物治療としては，Ca 拮抗薬（塩酸ロメリジン 10mg 分 2）をファーストラインに用いる．無効の場合，元来抗てんかん薬であり，片頭痛の予防治療に保険適応のあるバルプロ酸ナトリウム（400mg 分 2）の投与を検討する．有効性は高い．ただし，妊娠可能な比較的若い女性の場合，催奇形性があるので，慎重に用いてほしい．バルプロ酸が用いにくい場合，漢方薬の呉茱萸湯（7.5g 分 3）の投与を検討する．抗めまい薬のベタヒスチン（18～36mg 分 3）やジフェニドール（75mg 分 3）を併用してもよい．片頭痛の予防治療には，このほか，β-blocker であるプロプラノロールや抗うつ薬であるトリプタノールも推奨されているが，個人的には，前庭性片頭痛症例にはあまり用いていない．

　家庭での簡易な平衡トレーニングや片頭痛発作を誘発する食品の回避も有効である．

　めまい診療のなかで，頭痛に関する問診は，必須事項である．患者さんは，めまいと頭痛に関連があるという認識に乏しい場合が少なくないので，医師の側から積極的に問診する必要がある．もっとも，「頭痛もち」が全員「片頭痛もち」であるわけではない．片頭痛とならんで頻度の高い一次性頭痛に緊張型頭痛がある．肩こりのある頭痛は緊張型と考えてしまう向きもあるが，これは正しくない．肩こりのひどい片頭痛は多い．むしろ，両者の比較的簡便な鑑別点

は，その持続性と運動による増悪の有無である．片頭痛は発作性であるのに対し，緊張型頭痛はむしろ持続性で，片頭痛は運動によって増悪するが，緊張型頭痛はむしろ軽くなる傾向にある．

参考文献

1) von Brevern M. Vestibular migraine: vestibular testing and pathophysiology. In: Colombo B, Teggi R, editors. Vestibular migraine and related syndrome. Cham: Springer; 2014. p.83-90.
2) 室伏利久. めまいの新しい疾患概念: 片頭痛関連めまい. Equilibrium Res. 2011; 70: 172-5.
3) 日本頭痛学会・国際頭痛分類委員会, 訳. 国際頭痛分類 第3版 beta版（日本語版）. 東京: 医学書院; 2014.
4) 鈴木則宏, 後藤京子. 片頭痛の病態と治療. 日医師会誌. 2008; 136: 2175-9.
5) Lempert T, Olesen J, Furman J, et al. Vestibular migraine: diagnostic criteria. J Vestib Res. 2012; 22: 167-72.
6) 室伏利久. 疾患と病態生理: 片頭痛. JOHNS. 2016; 32: 393-5.
7) 坂田阿希, 尾関英徳, 平原はるか, 他. めまい急性期の状態を観察しえた片頭痛関連めまいの2症例. Equilibrium Res. 2009; 68: 14-20.

5 前庭神経炎
Vestibular neuritis

疾患概念・症状

　前庭神経炎は，通常単発で突発的に発症するめまい発作を特徴とし，蝸牛症状やその他の神経症状を呈さない．末梢前庭性めまいのなかでは，良性発作性頭位めまい症，メニエール病に次ぎ，3番目に多い疾患である．（前庭性片頭痛も症例は結構多いのだが，この疾患は，末梢性とも中枢性ともいい難い．）このような症例をはじめて記載したのは，Ruttin とされるが，症例とその特徴をまとめて報告したのは，Dix & Hallpike である[1, 2]．

　通常，単発性に自発性のめまいが生じる．回転性めまいのことが多く，**めまい発作は少なくとも数時間，しばしば，1日を超えて持続する**．急性のめまい発作が消失した後も，**末梢前庭機能高度低下**のための不安定感，平衡障害が，数カ月から年余にわたって持続する．前庭神経炎は，前庭神経が，上前庭神経と下前庭神経の2つのブランチからなることから，前庭神経全体が障害される**全前庭神経炎**と各々のブランチのみが障害される**上前庭神経炎**と**下前庭神経炎**の3つに分類される（図2-5-1）．臨床的に，末梢前庭機能低下を証明する方法がほぼ温度刺激検査に限ら

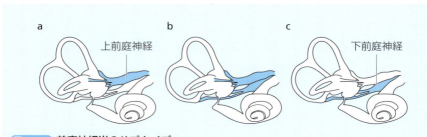

図2-5-1 前庭神経炎のサブタイプ
(Murofushi T. Auris Nasus Larynx. 2016; 43: 367-76[4] より改変)
a：上前庭神経炎，b：全前庭神経炎，c：下前庭神経炎

れていた時代に形成された疾患概念や診断基準は，今日の平衡機能検査の進歩の中で，大きな変更を迫られている．

　めまい急性期には，健側に向かう，水平回旋混合性の定方向性眼振が観察されることが多い．ただし，前庭神経の障害のされかたによっては，垂直回旋混合性眼振を呈する場合もある．急性期には，悪心・嘔吐・冷汗などの自律神経症状が強く，患側への偏倚傾向を認める．通常，成人に発症する．若干男性に多いとする報告もあるが，著明な性差はない．なお，**前庭神経炎の急性発作からの回復過程で，良性発作性頭位めまい様の頭位性めまいを生じる症例**のあることも認識しておくべきである．急性期，回復期に認められた末梢前庭障害は回復する場合もしない場合もある．回復しない場合でも，ほとんどの場合，前庭代償により，日常的には問題ない状態に回復する．ただし，高齢者の場合には，前庭代償が遅れ，平衡障害が遷延することもある．

病態・診断基準

病態の基本

　前庭神経炎の病因に関しては，ウイルス感染，微小循環障害，自己免疫などの関

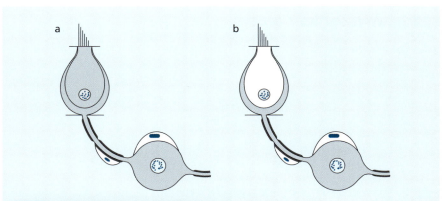

図2-5-2 前庭神経炎症例の病理組織所見のシェーマ
(喜多村　健．前庭神経炎のヒト側頭骨組織所見．In: 関谷　透，他編．前庭神経節細胞と前庭神経炎．宇部：山口大学・迷路会; 1988. p.65-76[1])
a：感覚細胞，前庭神経，前庭神経節細胞のいずれもが障害される．
b：前庭神経，前庭神経節細胞は障害されるが，感覚細胞は保存される．

与が推定されている．おそらく，いずれのものも混在しているのであろう．いずれにせよ，発生した急性末梢前庭障害による症状，所見が発現する．

病理学的な報告は少ないが，前庭神経あるいはその枝に限局した萎縮が同定されている．前庭受容器の感覚細胞については萎縮を伴う例と伴わない例があることが報告されている 図2-5-2．病理学的には報告されているわけではないが，前庭神経炎として報告されているなかには，おそらく，迷路障害が主体の症例も含まれている可能性が推定される．すなわち，病巣からの分類として，いわゆる前庭神経炎は，vestibular neuritis（狭義の前庭神経炎），vestibular neurolabyrinthitis（前庭迷路神経炎），vestibular labyrinthitis（前庭迷路炎）に細分され得る．迷路にも病変のある症例が存在するという知見は，非常に大切である．迷路病変を合併する症例で，前庭神経の部分障害の症例（たとえば，上前庭神経領域の前庭神経迷路炎）の場合に，後半規管型BPPV様の症候を呈する症例が現れるものと推定される．

診断基準

現行の診断基準は，現在の前庭神経炎の疾患概念や推定される病巣・病態とずれが生じており，若干の修正が必要である．著者の改変版診断基準試案を 表2-5-1 に示す．なお，修正したのは，末梢前庭機能低下の証明法と自発眼振の成分につい

表2-5-1 前庭神経炎の診断基準（改変試案）

（小松崎 篤, 他. Equilibrium Res. 1995; Suppl 11: 29-57[3]）より改変）
下線を引いた箇所が変更点．

1) 聴力検査で，正常聴力または，めまいと直接関係しない聴力像を示す．
2) <u>一側末梢前庭機能の高度低下を示す．ときに，両側性のものがある．（高度低下の証明には，温度刺激検査，HIT，VEMPを用いる．）</u>
3) めまい発作時には自発および頭位眼振検査で方向固定性眼振<u>（水平性・水平回旋混合性・垂直回旋混合性）</u>をみる．通常健側向きである．
4) 神経学的検査で前庭神経以外の神経障害所見なし．

1)～4)の所見を認めた場合，本症と診断する．

表2-5-2 前庭神経炎のサブタイプと前庭機能検査所見の関係

	温度刺激検査	vHIT (LSCC)	vHIT (ASCC)	vHIT (PSCC)	oVEMP	cVEMP	自発眼振
全前庭神経炎	異常	異常	異常	異常	異常	異常	水平・回旋
上前庭神経炎	異常	異常	異常	正常	異常	正常	水平・回旋・やや上
下前庭神経炎	正常	正常	正常	異常	正常	異常	回旋・やや下

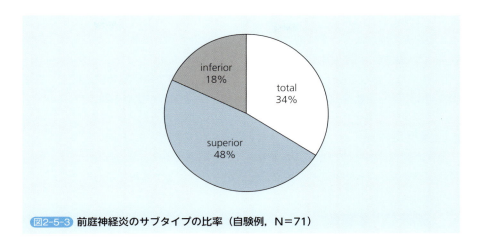

図2-5-3 前庭神経炎のサブタイプの比率（自験例，N＝71）

ての記載である．全前庭神経炎，上前庭神経炎，下前庭神経炎の分離は，表2-5-2 に基づいて行うことができる．すべての検査の施行は難しいであろうから，このなかで，上前庭神経機能検査の代表として温度刺激検査，下前庭神経機能検査の代表として cVEMP を行うことでよかろう．このような診断基準で診断した場合，3 タイプの比率は，おおむね，3：5：2（全：上：下）程度である 図2-5-3 [5]．

検査所見

前庭機能検査

　急患室で，HINTS をチェックした場合，前庭神経炎では，基本的には典型的末梢前庭性めまいの所見を呈する．すなわち，bHIT で catch-up saccade があり，注視方向性眼振はなし，skew deviation もなしである．

　診断基準にもあるように，前庭系検査では，温度刺激検査の CP や VEMP 異常に代表される前庭機能異常を呈する．また，先にも述べたが，めまい発作の際には定方向性眼振が観察される．3 つの前庭神経炎のタイプと検査所見異常の関係は 表2-5-2 に示されたとおりである．ここでもう 1 つ問題になるのは，高度の末梢前庭機能障害というとき，温度刺激検査の CP% で何 % をカットオフラインにするかである．特異度を上げるためには，50% 程度に設定することが望ましいが，これでは，除外され確定診断にいたらないものが増えてしまう．個人的には，単発性の

めまいで他の神経症状を伴わない場合，CP 30%程度で前庭神経炎としてよいと思う．反復性の症例については他の診断について検討すべきである（たとえば，前庭型メニエール病，前庭性片頭痛など）．

ENGでは，遮眼や閉眼での自発眼振，温度刺激検査での半規管機能低下，視運動性眼振パターン検査（OKP）での眼振方向優位性（DP）が認められる．

画像検査所見

通常の画像診断ではむしろ異常がないことが特徴である．造影MRIでは，前庭神経の炎症を示唆する前庭神経の高信号像が得られるとする報告がある．

鑑別すべき疾患

自発性・単発性めまい発作であり蝸牛症状を伴わない疾患が基本的には鑑別の対象となる．中枢性めまいで注意が必要であるのは，Wallenberg症候群である．本疾患では，下位脳神経症状（軟口蓋麻痺や喉頭麻痺），患側顔面と健側四肢体幹の温痛覚障害や患側Horner症候群が生じる．Wallenberg症候群でも，HITでは，catch-up saccadeが出現することもあるので要注意である．また，このほか，椎骨脳底動脈循環不全は全般的に鑑別の対象となる．

多発性硬化症できわめて類似した症状を呈する可能性がある．病歴をきちんととることが大事であるが，初発である場合は，区別がつかないかもしれない．このほか，前庭性片頭痛，内耳炎，前庭型メニエール病，外リンパ瘻なども鑑別対象となる．

また，前庭神経炎の類縁疾患として，**特発性両側末梢前庭機能低下症（idiopathic bilateral vestibulopathy：IBV）**という疾患概念があるので，ここで紹介しておく．IBVは，原因不明の両側性末梢前庭障害をきたす疾患である．診断基準は，①暗所や平坦でない場所で増悪する平衡障害の存在，②歩行時や身体の急速な運動時に生じる動揺視の存在（jumbling現象），③温度刺激検査やHITなどで確認される両側半規管眼反射の高度低下あるいは消失，④他疾患の除外，である．IBVは，めまい発作を欠き，進行性の平衡障害を呈するprogressive typeと複数回のめまい発作を繰り返しながら平衡障害が進行してゆくsequential typeに分類される．

治療法

　一般的な急性期めまいの対症療法以外のポイントは，副腎皮質ステロイドの使用である．副腎皮質ステロイドの使用が前庭神経炎からの回復に及ぼす影響については，有効とする報告もあり，副腎皮質ステロイドの使用が好ましくない合併症（重症の糖尿病など）がなければ使用を考えてよい．入院している場合であれば，1日あたり，水溶性ハイドロコートン 300mg（生理食塩水 100mL に溶解）を 3 日程度点滴静注で使用する．

　経口摂取が可能になれば，塩酸ジフェニドールなどの抗めまい薬を 2 週間程度投与する（75mg 分 3）．末梢神経の修復を期待して，ビタミン B_{12} もあわせて投与する（1500μg 分 3）．

　急性期を過ぎると，早めに，離床を促す．前庭代償の促進を目的に，平衡訓練（前庭リハビリ）を開始する．前庭神経炎に特異的な訓練はなく，非特異的な平衡訓練を主として家庭ベースで行う．

　初発の急性発症の重症めまい発作で蝸牛症状を伴わない場合，可能性が高いのは，前庭神経炎である．急患室での鑑別に最も有効性が高いのはbHITである．bHITでcatch-up saccadeがあり，他の神経症状がなければ，暫定的には，前庭神経炎と診断できる．ただ，脳梗塞に伴う他の神経症状は，時間の経過とともに顕在化してくる場合もあるので，暫定的な診断を下した後も慎重に経過をみなければならない．

参考文献

1) 関谷　透，檜　学，原田康夫，他，編．前庭神経節細胞と前庭神経炎．宇部: 山口大学・迷路会; 1988.
2) Dix MR, Hallpike CS. The pathology, symptomatology and diagnosis of certain common disorders of the vestibular system. Ann Otol Rhinol Laryngol. 1952; 61: 987-1016.
3) 小松崎　篤，他. めまい診断基準化のための資料. Equilibrium Res. 1995; Suppl 11: 29-57.
4) Murofushi T. Clinical application of vestibular evoked myogenic potential（VEMP）. Auris Nasus Larynx. 2016; 43: 367-76.
5) Chihara Y, Iwasaki S, Murofushi T, et al. Clinical characteristics of inferior vestibular neuritis. Acta Otolaryngol. 2012; 132: 1288-94.

6 中枢性めまい

概説

　中枢性めまいは，中枢神経系，主として，小脳・脳幹の病変で生じるめまいの総称である．これまでにも述べてきたが，**中枢性めまいであるか，末梢前庭性めまいであるかをめまいの性状のみで鑑別しようとすることは危険**であり，正しい診察の手順を踏むことが重要である．

　中枢性めまいという概念は相当に大きな概念であり，さまざまな疾患が含まれる．おそらくこの項目のみで1冊の書物になるであろう．また，筆者は耳鼻咽喉科医であるので，本稿では，中枢性めまいの種類や診断のポイントについて述べ，治療の詳細には立ち入らない．専門的な治療については，それぞれの専門書を参照していただきたい．

　中枢性めまいを生じる疾患は，脳血管障害によるもの，脳腫瘍によるもの，脱髄疾患によるもの，変性疾患によるもの，奇形によるもの，代謝・栄養障害によるもの，薬剤によるもの，その他に大別できる（表2-1-2 参照）．

診断

　中枢性めまいの特徴の1つは，**第8脳神経系以外の神経症状**を伴うことが少なくないことである．中枢性の急性のめまいの場合，体幹失調を伴うことが多い．このほか，**末梢性めまいでは認められないタイプの眼振などの眼球運動異常**は中枢性めまいを見落とさないためのポイントである．

　中枢神経系病変を示唆する眼振には，注視眼振としては，注視方向性眼振，反跳眼振（rebound nystagmus），垂直性眼振がある 図2-6-1．これらの眼振の頻度は低いが，認められた場合には，中枢神経系病変であることはほぼ間違いない．ただし，注視方向性眼振と先天性眼振を鑑別する必要がある．また，温度刺激検査（カロリックテスト）での視性抑制（visual suppression）の減弱・消失 図2-6-2 も中枢病変，

6. 中枢性めまい

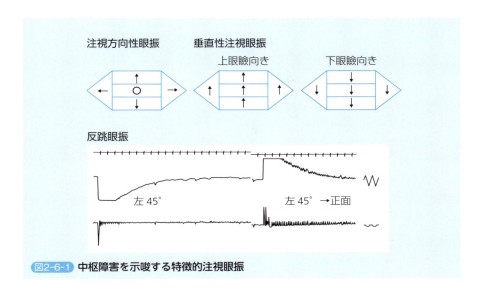

図2-6-1 中枢障害を示唆する特徴的注視眼振

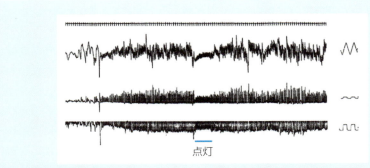

図2-6-2 視性抑制（visual suppression）の障害（ENG記録）
点灯し，固視を指示した場合，正常であれば，温度眼振は著明に抑制されるが，この例では，抑制がほとんどない．最上段から，タイムスケール（1秒），眼球運動原波形，速度波形，速度波形のうちの緩徐相速度．

とくに小脳病変の所見である．中枢性めまいの鑑別ポイントとして，HINTS という略語がしばしば登場してくるので，ここで紹介しておく 表2-6-1 ．HINTS は，HI＝head impulse test, N＝gaze evoked nystagmus, TS＝test of skew の略語の集合体で，中枢障害を疑うのは，head impulse test が陰性（異常なし）の場合，注視方向性眼振

表2-6-1 HINTS（中枢性めまい鑑別のためのベッドサイドでの眼運動検査）

HI＝head impulse test　　HIが異常なしなら中枢性疑い
N＝gaze evoked nystagmus　GENがあれば中枢性疑い
TS＝test of skew　　　　　Skewがあれば中枢性疑い

が認められる場合，skew deviation が認められる場合である，とされ，救急外来などで中枢性めまいの鑑別点のポイントの1つとされている[6]．なお，skew deviation は，視軸に対して眼球が垂直方向にずれて，一眼が他眼より上に偏位している状態を指す．HINTS に関しても例外はあるので絶対視してはいけないが，参考にはなる．眼振以外の眼運動系の異常としては，視標追跡検査での saccadic pursuit，2点交互注視検査での ocular dysmetria，視運動性眼振検査での眼振解発の低下がある．また，左右注視麻痺，MLF症候群，one and a half 症候群などの眼球運動障害も中枢性めまいを示唆する所見である（第1部2．めまい診断の方法の項〔23頁〕を参照）．

体平衡については，開眼・閉眼を問わず悪い傾向にある．重心動揺検査では，小脳前葉障害では約3Hzのパワーの増大が報告され，上体に3Hz周期の大きな揺れが生ずることが小脳障害の特徴とされているが，その頻度は必ずしも高くない．

診療上のポイント

　先天性眼振は，中枢性めまいの所見とみなされてしまう可能性があるので注意が必要である．先天性眼振そのものでは，めまいや平衡障害はきたさない．しかし，先天性眼振のある症例が，何らかのめまいを発症することはある．この際，特に注目すべき点をあげると，①水平性の滑動性眼球運動は障害されるが，垂直性は保たれていること，②視運動性眼振検査で錯倒現象（第1部2．めまい診断の方法〔39頁〕を参照）が認められること，が先天性眼振の特徴である．

脳血管障害によるめまい

平衡機能にかかわりの深い小脳・脳幹の血流を担っているのは，椎骨脳底動脈系である．したがって，脳血管障害によるめまいは椎骨脳底動脈系の血管の閉塞・破綻によることが多い．小脳への血流は，後下小脳動脈，前下小脳動脈，上小脳動脈によって維持されている（図2-6-3）．おおまかにいうと，小脳の上半部は，上小脳動

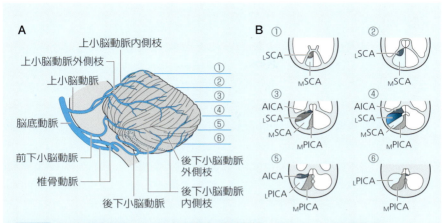

図2-6-3 椎骨脳底動脈系と3つの小脳動脈の還流領域（内藤 泰. In: 八木聰明, 編. 新図説耳鼻咽喉科・頭頸部外科講座 1. 内耳. 東京: メジカルビュー社; 2000. p.216-9[1])
SCA: 上小脳動脈, AICA: 前下小脳動脈, PICA: 後下小脳動脈, L: 外側枝, M: 内側枝

表2-6-2 Wallenberg症候群とAICA症候群

後下小脳動脈領域の梗塞: Wallenberg症候群
1. 眼振（定方向性眼振, 回旋性眼振など）
2. 小脳失調
3. 同側顔面温痛覚低下
4. 同側Horner症候群
5. 対側半身温痛覚低下
6. 同側声帯, 軟口蓋麻痺

前下小脳動脈領域の梗塞: AICA症候群
1. 眼振（主として定方向性眼振）
2. 蝸牛症状（難聴・耳鳴）
3. 同側の顔面神経麻痺
4. 小脳失調
5. 同側Horner症候群
6. 同側顔面温痛覚低下
7. 対側半身の温痛覚低下

脈, 下半部は主として後下小脳動脈であり, 下半部の外側が, 前下小脳動脈により灌流されている.

前庭神経核領域は, 後下小脳動脈に, 内耳は前下小脳動脈によって灌流されている（内耳を灌流する迷路動脈は, 前下小脳動脈の枝である）ので, これらの血管の閉塞の場合, 中枢性病変であっても強い回転性めまいが出現する. 一方, 指鼻試験

異常や反復拮抗運動異常などの四肢の小脳症状は明らかでない．後下小脳動脈領域の梗塞は Wallenberg 症候群として，前下小脳動脈領域の梗塞は AICA 症候群として知られている 表2-6-2 ．体幹失調は強いことが多い．すなわち，立てない，歩けないことがしばしば認められる．一方，上半部の小脳梗塞の場合，回転性めまいは少なく，浮動性めまいであり，構音障害や四肢の小脳症状が比較的高頻度にみられる．

椎骨脳底動脈循環不全（vertebrobasilar insufficiency：VBI）は，椎骨脳底動脈系の一過性脳虚血発作（transient ischemic attack：TIA）であり，高齢者に生じる，比較的短時間のめまいであることが多く，典型的には，構音障害，視覚症状，感覚障害，脱力，意識消失など他の神経症状を伴う．また，高血圧，心疾患や糖尿病などのリスクファクターとなる基礎疾患を有することが多い．しかし，めまい以外の症状がなく，確定診断が難しいことがしばしばである．実際の臨床の場では，高齢者の繰り返すめまいで，基礎疾患が複数あり，他のめまい疾患としての確定診断に至っていない場合，暫定的に VBI と診断し，血小板凝集阻害薬などによる脳梗塞予防と，基礎疾患の治療が行われる．補助診断には，頸部血管エコーが有用である．

脳腫瘍によるめまい

小脳脳幹に腫瘍が発生した場合，めまい平衡障害をきたし得る．小脳腫瘍として

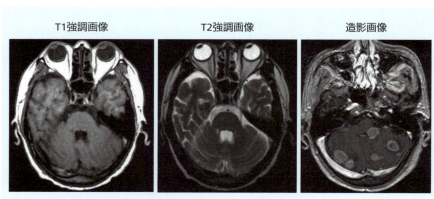

図2-6-4 転移性脳腫瘍により平衡障害をきたした症例のMRI
造影画像のみで病変が確認できる．

は，転移性脳腫瘍，血管芽細胞腫（成人），髄芽腫（小児）などがある．回転性めまい発作よりは，さまざまな神経症状を伴った平衡障害として発症することが多い．診断には，MRI などの画像診断が必要である．とくに転移性脳腫瘍で，1 つ 1 つの腫瘍が小さい場合，造影 MRI でなければ病変の描出が困難である場合もある．眼球運動所見やその他の神経所見から中枢病変を疑う場合には，造影 MRI の撮像を検討しなければならない 図2-6-4．

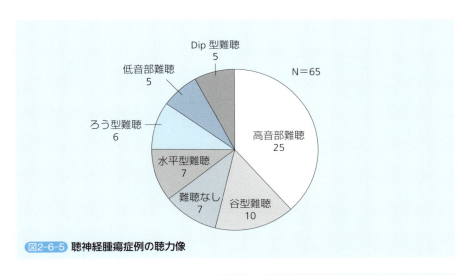

図2-6-5 聴神経腫瘍症例の聴力像

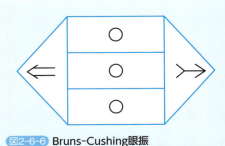

図2-6-6 Bruns-Cushing眼振
患側注視で大打性低頻度，健側注視で小打性高頻度の注視眼振．この場合は右が患側．

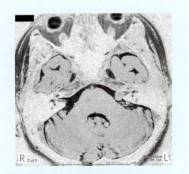

図2-6-7 聴神経腫瘍のMRI像
左聴神経腫瘍症例で，この症例は，左耳鳴が主訴で，聴力正常，ABR正常であった．

聴神経腫瘍は，第8脳神経，通常前庭神経に発生し，小脳橋角部に進展する神経鞘腫（vestibular schwannoma：VS）である．VSの場合，腫瘍が緩徐に増大するため，強い回転性めまい発作はまれで，一側性の感音難聴が進行し発見されることが多い．VSの難聴の聴力型はさまざまである 図2-6-5 ．突発的な難聴で発症する場合もある．一側性の感音難聴で原因不明の場合，つねにVSは鑑別の対象とな

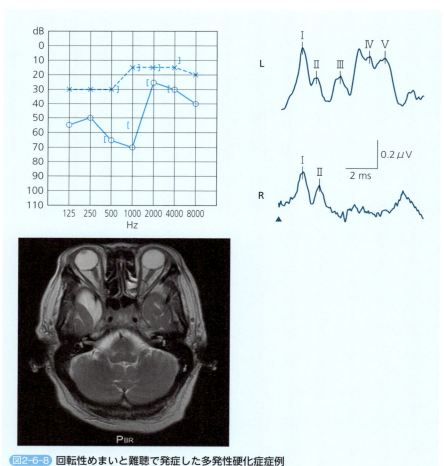

図2-6-8 回転性めまいと難聴で発症した多発性硬化症症例
MRIでは，明らかな病変を認めなかったが，ABR上Ⅲ波以降消失という中枢障害パターンを呈した．他部位の検索から，MSと診断された．

る．前庭機能検査では一側末梢前庭機能低下の所見が得られる．かつては，Bruns-Cushing 眼振 図2-6-6 が特徴的とされたが，この眼振の出現は，脳幹を圧迫するような巨大な VS の場合の所見であり，今日ではあまり目にすることはない．画像診断には，MRI が有用である 図2-6-7 が，生理学的な補助診断として，ABR や VEMP も活用される．小脳橋角部に発生した髄膜腫も類似の症候を示すが，神経症状は一般的には，VS より軽微なことが多い．

脱髄疾患によるめまい

代表的な脱髄疾患は多発性硬化症（multiple sclerosis: MS）である．MS は，時間的，空間的に多発する神経症状の増悪と寛解が特徴である．病変の部位によっては，回転性めまいをきたすことも，浮動性めまい，平衡障害をきたすこともある．難聴を伴う回転性めまいで発症した場合には，末梢性めまいとの鑑別は容易ではない．ABR や VEMP での潜時延長，波形異常は，MS などの中枢性病変の鑑別に有効である 図2-6-8．

変性疾患によるめまい

遺伝性の脊髄小脳変性症のタイプは非常に多く，そのすべてを解説することは，本書の範囲を超えるので割愛する．代表的なものには SCA1, SCA3, SCA6 などがある．進行性の平衡障害を呈することが多いが，まれに，頭位性めまいを訴える

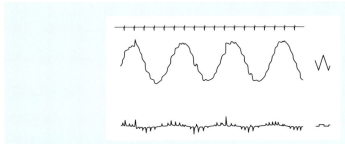

図2-6-9 SCA6症例の視標追跡検査所見（水平）
Saccadic pursuitを認める．

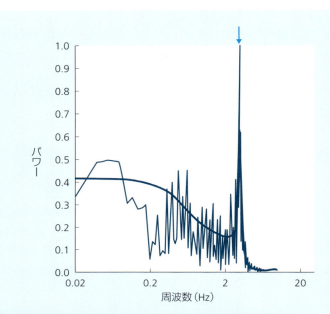

図2-6-10 脊髄小脳変性症症例において3Hz周期の動揺が認められた例
(伊保清子, 他. Equilibrium Res. 2011; 70: 67-76[2])

表2-6-3 EA-2の特徴
①歩行失調や眼振が数時間持続し，めまい，嘔気，嘔吐がみられることもある
②発作間欠期に失調と眼振がみられる
③発作誘発因子として，労作，心理的ストレス，アルコール，カフェイン，発熱，暑さがある
④ミオキミアが存在しない
⑤常染色体優性遺伝．常染色体19p13上のP/QタイプのCaチャンネル遺伝子CACNA1Aの点変異
⑥小児期に発症
⑦嘔気，めまいを伴う頭痛の既往をもつ

例（SCA6に多い）もあるので注意を要する．めまい感を伴わず，**方向交代性頭位眼振を呈する例は少なくない**．とくに，方向交代性上向性眼振が多い．変性疾患における方向交代性眼振は，減衰がなく，持続性である．また，頭位変換眼振検査で垂直性に方向の交代する眼振（懸垂頭位で下眼瞼向き，座位で上眼瞼向き）も多い．初期には画像診断も含め診断が難しい場合もあるが，ENGなどによる眼球運

動の評価で中枢病変を示唆する所見が得られることがしばしばある 図2-6-9．体平衡は，開眼でも動揺が大きい場合が多い．重心動揺検査でのスペクトル解析では，3Hz 周期の動揺が特徴的とされるが 図2-6-10，その出現頻度はそれほど高くない．

　Episodic ataxia（周期性失調症）は，発作性に小脳失調をきたす遺伝性のまれな疾患である．多くのタイプがあるが，その中で最も頻度が高いものが type 2（EA-2）である．EA-2 の特徴は，表2-6-3 のごとくである．EA-2 症例では，非発作時にも，注視方向性眼振，下眼瞼向き眼振，saccadic pursuit，固視抑制の減弱ないし消失，拙劣な継ぎ足歩行など，小脳を中心とする中枢障害の所見を認める．EA-2 には，アセタゾラミドが有効であるので，正しい診断をつけることの意義は高い．

　孤発例については，現在では多系統萎縮症（multiple system atrophy：MSA）としてまとめられている．かつては，自律神経症状が主体の Shy-Drager 症候群，小脳と脳幹が萎縮するオリーブ橋小脳萎縮症（olivo-ponto-cerebellar atrophy：OPCA），パーキンソン症状が主体であった線条体黒質変性症（striato-nigral degeneration：SND）と診断されてきた症例が，オリゴデンドログリアの細胞質に特徴的な封入体が共通して認められるなどのさまざまな共通点から，上記の 3 疾患は同一疾患と考えられるようになり，3 つの系統が変性・萎縮するという考え方から MSA という病名が用いられるようになってきた．小脳症状が目立つものは，MSA-C，パーキンソン症状が目立つものは MSA-P とされる．このほか，進行性核上性麻痺（progressive supranuclear palsy：PSP）では，パーキンソニズムに加え，核上性の眼球運動障害を呈する．垂直性，とくに下方視の障害が特徴的である．

　このほか，特殊な変性症として，傍腫瘍性小脳変性症（paraneoplastic cerebellar degeneration）やアルコール性小脳変性症（alcoholic cerebellar degeneration）についても注意が必要である．傍腫瘍性小脳変性症は，婦人科系がん，肺小細胞がん，悪性リンパ腫に合併し，直接浸潤や転移が認められないにもかかわらず，神経障害をきたす疾患で，抗神経自己抗体によるとされる．比較的高齢の女性の小脳変性症疑いの場合，鑑別が必要である．アルコールの関与については病歴聴取が重要である．

その他の中枢性めまい

　Arnold-Chiari 奇形は，小脳や脳幹の一部が脊柱管内に落ち込んで中枢神経障害を生じる疾患であり，しばしば，下眼瞼向き眼振を呈することが特徴的である．したがって，正面注視で下眼瞼向き眼振をみたら，矢状断の MRI をとることが望ま

表2-6-4 正面注視で垂直性眼振を認めたときまず思い浮かべるべき疾患・原因

下眼瞼向眼振	上眼瞼向眼振
脊髄小脳変性症	Wernicke脳症
リチウム製剤	脊髄小脳変性症
フェニトイン	多発性硬化症
Arnold-Chiari奇形	
延髄空洞症	
多発性硬化症	

しい．表2-6-4 に正面注視で垂直性眼振を認めた場合にまず，思い浮かべるべき疾患をまとめた．下眼瞼向き眼振を呈するものには，脊髄小脳変性症のほか，抗てんかん薬であるフェニトインや躁病の治療薬であるリチウム製剤がよく知られている．

一方，正面注視で上眼瞼向き眼振を呈することは，さらにまれであるが，その代表はWernicke脳症であり，本症は，ビタミンB_1の欠乏で生じる．したがって，血清ビタミンB_1（チアミン）の定量が必要である．このほか，ビタミンEも中枢神経障害をきたす場合がある．

参考文献

1) 内藤　泰. 脳循環障害. In: 八木聰明, 編. 新図説耳鼻咽喉科・頭頸部外科講座 1. 内耳. 東京: メジカルビュー社; 2000. p.216-9.
2) 伊保清子, 浅野和江, 村山真弓, 他. 脊髄小脳変性症における重心動揺検査: 特に3Hz周期の動揺について. Equilibrium Res. 2011; 70: 67-76.
3) 小宮山櫻子, 中原はるか, 八木昌人, 他. アセタゾラミドが有効であった中枢性平衡障害の一例. Equilibrium Res. 2014; 73: 201-5.
4) 水野正浩, 室伏利久. 神経疾患のENGアトラス. 東京: 医歯薬出版; 1994.
5) 田中恵子. 傍腫瘍性神経症候群と抗神経抗体. 臨床神経. 2010; 50: 371-8.
6) Kattah JC, Talkad AV, Wang DZ, et al. HINTS to diagnose stroke in the acute vestibular syndrome. Stroke. 2009; 40: 3504-10.
7) 室伏利久. 加齢とめまい・平衡障害. 東京: 新興医学出版社; 2013.
8) Leigh RL, Zee DS. The neurology of the eye movement. 5th ed. New York: Oxford University Press; 2015.

7 小児のめまい

概説

　一般的には，めまいを主訴として耳鼻咽喉科を受診する症例は，成人，とくに高齢者に多く，小児は少数である．高齢者と比較して，小児ではめまい症例自体が少ないことと，小児の場合は，めまいが主訴であっても小児科を受診することが少なくないことによると考えられる．外見から平衡障害が疑われる症例を除いて，「めまい」を本人が訴えるのは通常4歳くらいからであるが，個人的な経験での最年少例は2歳9カ月である．小児・若年者のなかでも10歳以上になると症例数が増える 図2-7-1．小児に比較的特有で頻度の高いめまい疾患として，**良性発作性めまい**

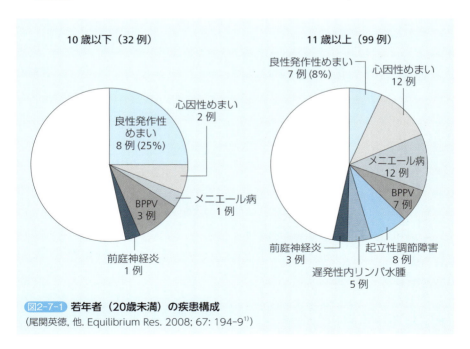

図2-7-1　若年者（20歳未満）の疾患構成
（尾関英徳, 他. Equilibrium Res. 2008; 67: 194-9[1]）

と起立性調節障害がある．これらについては後述する．

診断

　小児の場合でも4歳をすぎるとある程度成人に近い診察，検査が可能となる．ただ，問診に対する答えは，表現がやや稚拙であることは避けられないので，医師の側から質問してYes/Noで答えられるようにする配慮も必要である．また，母親などの保護者への問診ももちろん重要である．場合によっては，発作が起こったときの状態を**スマホで動画撮影**して持参してもらうことも1つの方法である．

　問診のポイントは成人の場合と基本的には同様である．すなわち，まず，「めまい」が回転性であるか，それとも回転感のないめまいなのか，非回転性のめまいの場合，不安定感なのか，眼の前が暗くなる感じ・気が遠くなる感じなのか，不安感なのかなどを明らかにすることが重要である．**小児の場合，てんかんの鑑別が重要**になるので，**意識消失を伴ったかどうかは重要なポイント**である．次に，症状が発作性なのか持続性なのか，発作性の場合，単発性であるか，反復性であるのかをききだす．これに外傷が関与しているかどうかをききだせば，ある程度の鑑別が可能になる 図2-7-2．めまいの持続時間，めまいの誘因の有無，蝸牛症状・耳症状の有無についても尋ねる．周産期の異常の有無を含む既往歴や現在内服中の薬物，家族歴，発達歴（定頸，起立など）については，母親などの保護者に問診する．**発達の**

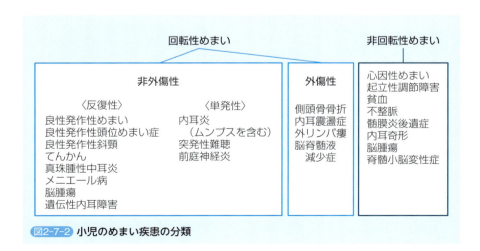

図2-7-2 小児のめまい疾患の分類

遅れは，先天的な障害の存在を疑わせる情報である．家族歴では，片頭痛についても忘れないように問診する必要がある．（小児）良性発作性めまいでは，しばしば片頭痛の家族歴が認められるからである．また，通学の状況も参考になる．心因性めまい症例では，不登校の問題を合併している場合が少なくない．

鼓膜所見の確認は必須である．純音聴力検査は施行することが望ましい．骨導検査が難しい場合には，気導検査だけでも施行する．また，平衡機能検査としては，注視，頭位，頭位変換眼振検査，直立検査，足踏検査は可能である．直立検査の判定にあたっては，両脚直立の場合は，30秒の直立が可能かどうかで判定してよい．ENG検査（含温度刺激検査）やVEMP検査の施行については，可能かどうか，必要かどうかを個別に判断する必要がある．VEMPは比較的低年齢の小児でも可能である．また，HITに関しては，vHITは無理でも，定性的なbHITは可能であることが多い．先天性眼振が疑われる場合の視運動眼振検査は，テープやメジャーを用いた簡便な方法でも錯倒現象を観察可能である．

このほかCTやMRIによる側頭骨や中枢神経系の画像診断を必要に応じて行う．非回転性めまいの場合には，貧血のチェックなどのための採血，起立性調節障害（orthostatic dysregulation：OD）の診断のための起立試験を行う．

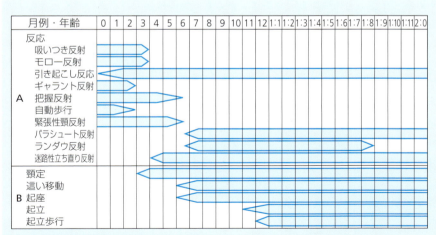

図2-7-3 **運動発達の指標**（加我君孝．めまいの構造．2版．東京：金原出版；2006[3]）
A：原始反射の出現時期と消失時期および姿勢反射の出現時期
B：粗大運動の各項目の獲得される時期

4歳未満の乳幼児がめまいの専門外来を受診することはまれである．受診する場合もその目的は，めまいの診療というよりはむしろ**運動発達の遅れの原因検索**の一環としての前庭系の評価であることが多い．**前庭系の高度障害がある場合，定頸，起立などの運動発達の指標となるイベントが遅れる傾向**が認められる．定頸は3〜4カ月，起立は11〜12カ月が目安である．また，種々の迷路反射に異常を生じる．平衡覚が関与した原始反射・姿勢反射は年齢によりその出現に違いがある[3]．図2-7-3．運動発達の遅れがあり，迷路反射の異常が疑われる場合には，側頭骨CT，頭部MRIなどの画像診断，ABR，回転検査などの機能検査も併用し，形態的および機能的な異常を早期に発見することが重要である．

小児に特有のめまい疾患

小児に比較的特有で頻度の高いめまい疾患として，**良性発作性めまい**と**起立性調節障害**について記す．

良性発作性めまい（benign paroxysmal vertigo: BPV）

BPVは，1964年Basserにより提唱された疾患概念で，年少期にみられる繰り返す**めまい発作（回転性めまいが主体であるが，他の種類の自己運動感であることもある）**を特徴とする．難聴を伴わず**片頭痛の家族歴**（とくに母親に多い）があることが多い．めまいの誘発因子として，運動，チーズやチョコレートの摂食，光・音への曝露などがあり，片頭痛における臨床的特徴と近似する．小児における周期性嘔吐症などと同様，将来的に片頭痛へ移行する前駆症状と考えられている．

ICHD-3βに記載された本疾患の診断基準を示す 表2-7-1．背景に片頭痛があり，発作間欠期には，症状・所見を欠くことが特徴である．これまで，小児良性発作性めまいとされていたが，3βでは，年齢的な制約が除かれている．軽症の場合は，経過観察やめまい発作時のベタヒスチン頓服などで対応可能で，めまい発作は徐々に軽快することが多い．比較的重症の場合は，薬物治療について検討する．抗ヒスタミン薬であるシプロヘプタジン塩酸塩シロップを年齢，体重に応じて投与する．ただし，熱性けいれんやてんかんの既往のある場合は，けいれん発作を誘発するおそれがあるので用いない．本来起立性調節障害の治療薬であるミドドリン塩酸塩（1日4mgまで）が有効な場合もある．このほか，10歳以上で血圧が低くなく，片頭痛の合併もある場合に，プロプラノロール（10mg 分1）を用いて有効な場合もある．

表2-7-1 **良性発作性めまいの診断基準**（日本頭痛学会・国際頭痛分類委員会, 訳. 国際頭痛分類第3版 beta版〔日本語版〕. 東京: 医学書院; 2014[4])

A. BおよびCを満たす発作が5回以上ある
B. 前触れなく生じ，発現時の症状が最強で，意識消失を伴うことなく数分～数時間で自然寛解する回転性めまい発作
C. 下記の随伴症状・徴候のうち少なくとも1項目を満たす
   1. 眼振
   2. 運動失調
   3. 嘔吐
   4. 顔面蒼白
   5. 恐怖
D. 発作間欠期には神経所見および聴力・平衡機能は正常
E. その他の疾患によらない

〈コメント〉
後頭蓋窩腫瘍，痙攣発作および前庭障害は必ず除外されるべきである．
「良性発作性めまい」と「前庭性片頭痛」との関連については，さらなる検討が必要である．

用量については小児科医と相談するとよいだろう．

起立性調節障害（orthostatic dysregulation: OD）

ODも頻度の高い小児のめまい疾患である．BPVと異なり，**浮動感，たちくらみ様のめまい**であることが多い．ただし，小児に問診すると回転感のあるめまいと答える児もいる．先にあげた**BPVは10歳以下に比較的多く，ODや心因性めまいは，むしろ11歳以上に多い**．現在のODの診断基準，診断手順は比較的複雑である 表2-7-2 図2-7-4 図2-7-5 ．新起立試験の抜粋を 表2-7-3 に示す．ただ，この手

表2-7-2 **ODの診断基準**

〈OD症状〉
1. たちくらみやめまい
2. 起立時の気分不快や失神
3. 入浴時やいやなことで気分不良
4. 動悸や息切れ
5. 朝なかなか起きられず午前中調子が悪い
6. 顔色が青白い
7. 食欲不振
8. 腹痛
9. 倦怠感
10. 頭痛
11. 乗り物酔い

〈ODのサブタイプ〉
1. 起立直後性低血圧
2. 体位性頻脈症候群
3. 神経調節性失神
4. 遷延性起立性低血圧

新起立試験でタイプ分類

11の症状のうち3つ以上あてはまり，かつ，ODのサブタイプのいずれかに合致する

健常者の起立時
血圧（BP）心拍（HR）反応

人は起立すると（図中↓）一過性の血圧低下を生ずるが，直ちに回復しその後は臥位よりやや高い血圧で安定する．

起立性直後性低血圧

起立直後に強い血圧低下および血圧回復の遅延が認められる．
　起立後血圧回復時間≧25秒 or
　血圧回復時間≧20秒かつ非侵襲的連続血圧測定装置で求めた起立直後平均血圧低下≧60%

軽症型
起立中に血圧は徐々に回復する．

重症型
起立後 3～7 分に収縮期血圧低下が臥位時の 15% 以上を持続する．

体位性頻脈症候群

起立中に血圧低下を伴わず，著しい心拍増加を認める．
起立 3 分以後心拍数≧115/ 分
または，心拍数増加≧35/ 分

神経調節性失神

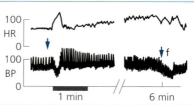

起立中に突然に収縮期と拡張期の血圧低下ならびに起立失調症状が出現し，意識低下や意識消失発作を生ずる（図中↓f）．

遷延性起立性低血圧

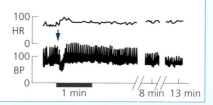

起立直後の血圧心拍は正常であるが，起立 3～10 分を経過して収縮期血圧が臥位時の 15% 以上，または，20 mmHg 以上低下する．

図2-7-4　ODのサブタイプ（田中英高. Equilibrium Res. 2012; 71: 53-60[6]）

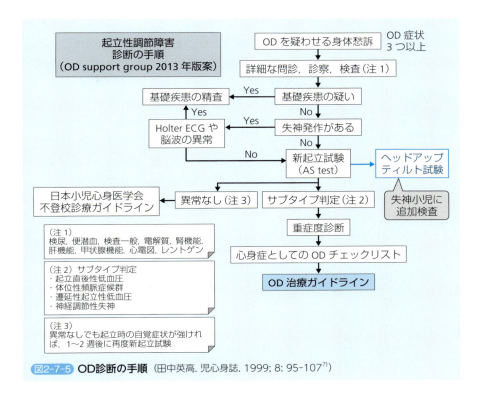

図2-7-5 OD診断の手順 (田中英高. 児心身誌. 1999; 8: 95-107[7])

表2-7-3 新起立試験（抜粋）

1. 安静臥位10分
2. 聴診法により収縮期/拡張期血圧を測定，脈拍数を測る
3. 血圧計のカフに送気し，収縮期血圧にし，コッヘルでゴム管をクリップ
4. こどもを起立させ，コロトコフ音が再び聴取されるまでの時間を測定．これが血圧回復時間となる
5. 1，3，5，7，9，10分に血圧測定

順を遵守するのは一般の耳鼻科外来などではなかなか難しいと思われる．正確な診断は小児科の専門医にまかせるとして，めまい外来では，旧来のSchellong test，すなわち，安静臥床ののち，10分間起立し，安静臥床時と比較する方式で，起立10分後に収縮期血圧の21mmHg以上低下，脈圧の16mmHg以上狭小化，心拍数の21/min以上増加をもってOD疑いとして他の臨床症状があれば治療を考慮してもよいのではないかと考える．

治療としては，日常の生活指導として，生活を規則正しく，水分は多めに，また，適度の運動をこころがけるようにする．薬剤としては，第一選択は，ミドドリン塩酸塩である．基本は，4mg 分2 であるが，10 歳未満では減量（半量）してもよい．

小児のめまい疾患としてBPVとODを取り上げたが，これに心因性めまいを加えた3者が，小児の3大めまい疾患といえるだろう．ただ，この3つの疾患は，必ずしも排他的に存在するわけではなく，きわめてしばしば合併・並存が認められる．鑑別診断も重要であるが，疾患の並存の可能性についても常に頭においてほしい．

参考文献

1) 尾関英徳, 岩崎真一, 室伏利久. 若年者のめまい症例の検討―良性反復性めまい（Benign Recurrent Vertigo）を中心として―. Equilibrium Res. 2008; 67: 194-9.
2) 室伏利久. こどものめまい. 耳喉頭頸. 2012; 84: 13-7.
3) 加我君孝. めまいの構造. 2 版. 東京: 金原出版; 2006.
4) 日本頭痛学会・国際頭痛分類委員会, 訳. 国際頭痛分類 第 3 版 beta 版（日本語版）. 東京: 医学書院; 2014.
5) 日本小児心身医学会. 小児心身医学会ガイドライン集. 2 版. 東京: 南江堂; 2015.
6) 田中英高. 子どものめまい: 小児起立性調節障害を中心に. Equilibrium Res. 2012; 71: 53-60.
7) 田中英高. 起立性調節障害の新しい理解. 児心身誌. 1999; 8: 95-107.

8 高齢者のめまい

概説

　これまでにも述べてきたように，めまい平衡障害を訴えて来院する症例は，50歳代から患者数が増加し，男女とも70歳から74歳の付近でピークに達する．繰り返しになるが，**めまい平衡障害という症候は，高齢者とくに高齢女性に多い傾向**があることがわかる．

　では，めまい平衡障害疾患のうち，高齢者に多い疾患にはどのようなものがあるだろうか 図2-8-1．「高齢者に多い」ということばは，絶対数として高齢者に多いという意味の場合とその疾患に罹患した症例のうちで高齢者の比率が高いという意味の場合と2通りの解釈ができる．高齢者のめまいのうち，患者数が最も多いものはBPPVである．ただし，BPPVは，65歳未満の群でも患者数が多く，必ずしも高齢者に特有の疾患とはいえない．高齢者の比率が高い疾患，病態としては，特発性両側末梢前庭機能低下症（idiopathic bilateral vestibulopathy：IBV），椎骨脳底動脈

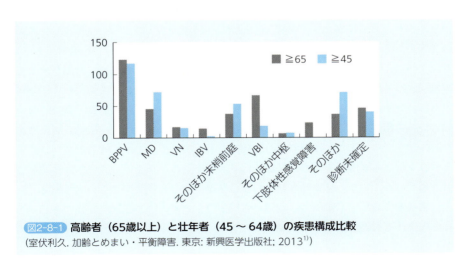

図2-8-1　高齢者（65歳以上）と壮年者（45〜64歳）の疾患構成比較
（室伏利久. 加齢とめまい・平衡障害. 東京: 新興医学出版社; 2013[1])

表2-8-1 高齢者のめまい平衡障害症例の診察で思い浮かべるべき疾患

末梢前庭障害
　良性発作性頭位めまい症
　メニエール病
　真珠腫性中耳炎
　特発性両側末梢前庭機能低下症
体性感覚障害
　糖尿病性ニューロパチー
　腰部脊柱管狭窄症
　特発性下肢体性感覚障害
自律神経障害
　起立性調節障害
中枢神経障害
　脳梗塞
　椎骨脳底動脈循環不全
　水頭症

認知症
　脊髄小脳変性症
　パーキンソン病
　脳腫瘍(とくに転移性)
心因性障害
　うつ病
循環器障害
　不整脈
内分泌・代謝障害
　低血糖
運動器疾患
　骨粗鬆症
　変形性膝関節症
その他
　薬剤性めまい

循環不全症（vertebrobasilar insufficiency：VBI）や下肢体性感覚（振動覚など）障害がある．図2-8-1 に含まれていないものも含めて，高齢者のめまい平衡障害の診断にあたって頭に思い浮かべるべき疾患について 表2-8-1 にまとめてみた．

　しかし，注意しておくべきことは，これらの診断は，複数の要因が関与している場合，最も関与の程度が強いと考えられる要因によって分類してあるということである．高齢者のめまい平衡障害の場合，より若い年齢層の場合と比較して，より**多因子的**である．因子のなかには，当然，感覚器障害のみならず運動器障害も含まれる．次に高齢者の場合問題となるのは，**回復に時間がかかる**ということである．すでに述べたことではあるが，めまい平衡障害からの「回復」には一般的に，2種類の様式がある．1つは，不具合を生じた器官の機能が文字通り回復する場合であり，もう1つは，不具合を生じた器官そのものは回復していないのだが，対側も含めて障害部位以外の機能が失われた機能を補うことによってめまい平衡障害から「回復」する場合である．後者は，医学的には代償と呼ばれる．高齢者の場合，直接の障害部位以外の機能も低下傾向にあるため，この代償機転が働き難く，広義の回復により時間がかかる．また，運動器や心肺機能の低下のため，平衡訓練などの**リハビリテーションにも制限**が生じる．高齢者は多病であることが多く，さまざまな薬を処方されている．めまい平衡障害にこれらの**薬剤の関与**も無視できない 表2-8-2 ．また，**高齢者のめまい平衡障害は転倒**とも結びつきやすいので注意が必要である．これらの特徴を 表2-8-3 にまとめた．

8. 高齢者のめまい

表2-8-2 転倒を起こしやすい薬物（神﨑恒一．MB ENTONI. 2011; 125: 60-6[3])）

系統	代表的薬剤（商品名）
鎮静催眠薬	
ベンゾジアゼピン系	トリアゾラム（ハルシオン），ブロチゾラム（レンドルミン），エスタゾラム（ユーロジン），ニトラゼパム（ベンザリン），ジアゼパム（セルシン），ロラゼパム（ワイパックス），エチゾラム（デパス）
非ベンゾジアゼピン系	ペントバルビタール（ラボナ），バルビタール（バルビタール），合剤（ベゲタミン）
抗うつ薬	
三環系	アミトリプチン（トリプタノール），イミプラミン（トフラニール），クロミプラミン（アナフラニール）
その他	マプロチリン（ルジオミール）
抗精神病薬	
フェノチアジン系	クロルプロマジン（コントミン，ウインタミン）
ブチロフェノン系	ハロペリドール（セレネース，リントン）
ベンズアミド系	スルピリド（ドグマチール，アビリット）
利尿薬，その他の降圧薬	フロセミド（ラシックス），ドキサゾシン（カルデナリン）
抗ヒスタミン薬	ジフェンヒドラミン（レスタミン），d-クロルフェニラミン（ポララミン）
抗てんかん薬	クロバザム（マイスタン），フェノバルビタール（フェノバール）

表2-8-3 高齢者のめまい平衡障害の特徴

1. 多因子的である
2. 代償機転が働きにくく，回復に時間がかかる
3. 身体状況のため，リハビリテーションにも制限がある
4. 多病であり，使用しているさまざまな薬物の影響がある
5. 転倒やそれに続発する骨折と密接に関わっている

診療上のポイント

　高齢者のめまい平衡障害の場合，いわゆる「前庭系」以外の問題である可能性が，それより若い世代より高い．したがって，診察の場でも，他の部位の診察により注意をはらうべきである．たとえば，持続的な不安定感で，とくに歩行時に増悪する場合，下肢の体性感覚系の障害を第一に考える．下肢の振動覚検査は必須である．音叉1つで，それまで原因不明とされていた「めまい」の原因が明らかになることもある 図2-8-2 ．血管・循環系の問題に関しては，頸部の聴診や頸部血管エコーも有用である（図1-2-31〔53頁〕参照）．

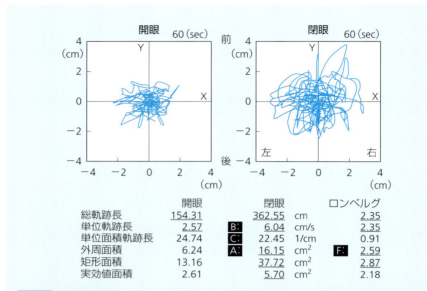

図2-8-2 腰部脊柱管狭窄症による下肢体性感覚系障害による平衡障害症例の重心動揺検査所見 (室伏利久. 加齢とめまい・平衡障害. 東京: 新興医学出版社; 2013[1])
閉眼での著明な重心動揺の増大を認めた.

加齢性平衡障害

　こうした，加齢にかかわる複数の因子が関与した高齢者の平衡障害を包含する概念として，筆者は，「加齢性平衡障害」を提唱している．加齢性平衡障害の基本的な疾患概念を 表2-8-4 に示す．

　このような疾患概念に該当する症例を集積するとその特徴がみえてくる．まず，第一に高齢者といっても75歳以上の後期高齢者に多い．女性に多い．主訴は，歩

表2-8-4 加齢性平衡障害の疾患概念
- 高齢者における比較的緩徐に進行する平衡障害
- 障害に著しい左右差を認めない
- 既知の疾患と診断できない，あるいは，単一の既知の疾患では存在する平衡障害全体を十分に説明できない
- 使用している薬剤の影響が平衡障害の主体ではない

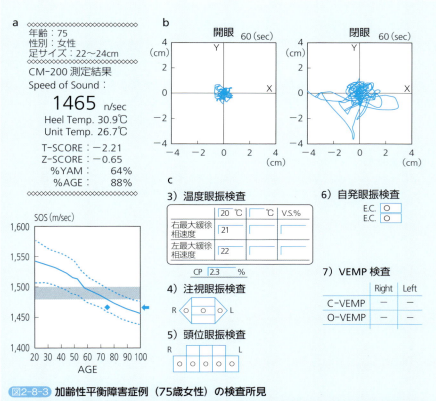

図2-8-3 加齢性平衡障害症例（75歳女性）の検査所見

VEMP無反応，温度眼振の保存，Romberg現象陽性，骨密度低下を認める．典型的な加齢性平衡障害症例の検査所見である．a：超音波法による骨密度，b：重心動揺計，c：ENG, VEMP．

行時に増悪する持続性のふらつき感，不安定感である．検査所見としては，①閉眼で増悪する体平衡障害，② VEMP 無反応で示される耳石器障害（半規管機能は比較的保存されていることが多い），③ときに，下肢振動覚障害などの下肢体性感覚系障害を合併，④骨密度の低下傾向，が特徴として認められる 図2-8-3．

加齢性平衡障害の治療の主体は，筋力・平衡トレーニングとしてのリハビリテーションである．体平衡系のトレーニングに軽い筋力トレーニングを加えて毎日行ってもらう．平衡訓練としての閉眼足踏み（100歩）と継ぎ足歩行（開眼で20m程度）および筋力トレーニングとしての片足立ち（何かに軽くつかまることは可，左右足

それぞれ1分ずつ），椅子からの立ち上がり，腰かけの繰り返し（5回）を基本の1セットとして，状態に応じて，1日1セットから3セットを行う．さらに日中は，日光浴を兼ねて，外出して散歩してもらう．転倒予防の観点から，杖やシルバーカーも積極的に使用してもらう．急激な改善は，望めないので，根気よく，励ましながらおつきあいしてゆく．薬物治療は主体ではないが，さまざまな効果を狙って，漢方薬（当帰芍薬散 7.5g 分 3），循環改善薬（ATP 3g 分 3, カリジノゲナーゼ 150 単位 分 3）などを投与する．**抗不安薬などの向精神薬は投与を避けるよう意識する．**

参考文献
1) 室伏利久. 加齢とめまい・平衡障害. 東京: 新興医学出版社; 2013.
2) 工田昌也. 薬剤による高齢者のふらつき. MB ENTONI. 2011; 125: 22-7.
3) 神﨑恒一. 高齢者の転倒・転落とその対策. MB ENTONI. 2011; 125: 60-6.

9 心因性めまい

疾患概念

　基本的には，心因性めまいとは，器質的・機能的な障害がないにもかかわらず，心理的因子によりめまいを感じる病態を指す．いいかえると，種々の精神神経疾患（広義）の症状として生じるめまいである．心理的因子とめまいの関係には，このほか，身体疾患が先行し，二次的に心理的な問題を生じる場合や，身体疾患と心理的な問題が併存し，相互作用を生じる場合が考えられる．これらは，別個に扱い，狭義の心因性めまいとは区別することもあるが，近年は，これらも含めて心因性めまいとして扱うことが多い．この項では，心理的因子の関与度の大きいもの全体を広義の心因性めまいとして扱う．

分類

　背景にある精神神経疾患のタイプにより，心因性めまいは3つのタイプに分類される．すなわち，不安障害，抑うつ性障害と身体表現性障害である 表2-9-1 ．不安障害や抑うつ性障害は比較的なじみがある用語であるが，身体表現性障害は，精神神経疾患を専門に扱っていない読者にはややなじみがないと思われるので若干解

表2-9-1 **心因性めまいのタイプと対応** (筒井末春. 耳展. 1996; 39: 411-5[1])

	抑うつ性障害	不安障害	身体表現性障害
生活指導	休息	―	活動
ストレス	さける	―	立ち向かう
薬物療法	抗うつ薬	抗不安薬	(抗うつ薬)
行動療法	認知的行動療法	自律訓練 バイオフィードバック	自律訓練 バイオフィードバック
精神療法	支持的	支持的 洞察的	支持的 洞察的

説すると,「身体的な疾患や異常,薬物の影響,他の精神疾患がないにもかかわらず,さまざまな身体症状が持続し,むしろ心理社会的要因によって説明される障害」,である.言葉にはなじみがないが,臨床の現場では,日々遭遇している病態である.いわゆる心気症もここに含まれる.ドクターショッピングをする症例はこのタイプに多い.

表2-9-2 精神疾患の関与するめまい病態（Bárány Society分類）
（堀井 新. Equilibrium Res. 2016; 45: 33-40[2])）

1. 不安症による発作性前庭症状
2. 発作性前庭症状に併発する不安症
3. 不安症による慢性前庭症状
4. 慢性前庭症状に併発する不安症
5. 転倒恐怖
6. 前庭症状に併発したうつ
7. うつによる前庭症状
8. 前庭疾患不安症
9. 持続性知覚性姿勢誘発ふらつき

最近発表されたBárány Societyの精神疾患の関与するめまい（すなわち広義の心因性めまい）の分類では,9種類に分類されている 表2-9-2 が,基本は上記の3分類であり,これを,めまいが先か,精神神経疾患が先か,また,急性症状か,慢性症状かにより細分化したものである.1～5は不安障害,6～7は抑うつ性障害,8は身体表現性障害に該当し,9は前庭疾患と精神疾患の中間的性格をもつものである.

症状と診断

心因性めまいにおけるめまい感として,回転性,浮動性あるいは平衡障害のいずれもが生じ得る.ただ,これらのめまい症状に随伴する動悸,胸部痛,発汗,呼吸困難,ふるえ,恐怖感などが強い傾向にある.また,うつ状態が続いている場合には,早朝覚醒などの睡眠障害,意欲の低下,易疲労性などを症状として伴う傾向にある.活動性について問うには,登校や出社ができているかについてたずねると有用である.心因の関与が強い場合,休学や休職していることが多い.いずれにせよ,めまいの**自覚症状が,客観的所見と比較し,非常に強い傾向**にある.DHIは,めまいに関する

表2-9-3 DHI≧80の症例のまとめ（自験例）
（室伏利久. Equilibrium Res. 2014; 73: 223-8[3])）

年齢	性別	DHIスコア	診断
45	F	88	心因性めまい
50	M	98	心因性めまい
55	F	84	心因性めまい
58	F	84	メニエール病
61	F	86	前庭神経炎
62	F	84	メニエール病
71	M	90	心因性めまい
77	F	82	メニエール病
81	F	86	心因性めまい

175例のめまい症例のうち9例がDHI≧80であった.

主観的困窮度に関する問診票であり，DHI で 80 点を超す場合は，ほとんどが，狭義の心因性めまいか，心因の関与の度合いが強いメニエール病であった 表2-9-3 ．DHI はめまい全般の問診票であるが，心因性めまいをスクリーニングすることにも有用である．このほか，POMS, HADS, SDS, STAI などの心理テスト・問診票を用いて，不安や抑うつの程度を推察する．ただ，身体科の外来でさまざまな心理テストを行うことには，患者サイドの抵抗感がある場合もあり，まずは，DHI でスクリーニングする．

　心理的因子の評価とともに，身体の評価も重要である．狭義の心因性めまいの場合には，基本的には身体的な異常所見はない．ただ，ここで気を付けなければならないのは，異常を演出できる検査も存在することを忘れてはならない．めまいの検査におけるその代表は，重心動揺検査である．**心因性めまいの症例では，総軌跡長に比して外周面積が大きくなる傾向にある**．単に，異常の有無のみならず，患者のパフォーマンスを総合的にみて身体疾患として矛盾がないかについても評価が必要である．たとえば，診察室では，開眼直立検査での直立がおぼつかないにもかかわらず，廊下では，すたすたと歩いているという情報は，診断のうえで重要である．

　要約すると，身体面の診察を行い，身体疾患の有無と程度を評価し，各個人の訴えるめまい症状と整合性があるか検討する．並行して，心理社会的な評価を行い，その関与の有無と程度を推定する．これらのプロセスを通して，心因性めまいとしての診断および分類を行う．

> 何らかの異常所見を合併した症例の場合，その所見の意味について正確に評価していかないと正しい診断にたどりつけないことがある．参考症例を提示する．
>
> ・37 歳女性
> ・主訴：回転性めまい発作
> ・現病歴：夏ごろから回転性めまい発作が頻発．毎日何回もある場合もある．個々のめまい発作の持続は 1 分程度．とくに頭位の変化などで誘発されるわけではない．蝸牛症状の随伴はない．近医を受診したところ，注視眼振，Romberg 現象陽性の体平衡障害を指摘され，精査のため紹介受診．最近息苦しい感じがスーパーや電車のなかで起きてこわくなる．
> ・所見：注視方向性眼振あり．重心動揺検査では，開眼・閉眼とも

大きな動揺 図2-9-1 ．ただし，診察室へは独歩ですたすた入ってくる．視運動性眼振の解発不良．視標追跡検査は，水平方向はsaccadicだが，垂直方向はsmoothであった 図2-9-2 ．SDS 56点と抑うつ傾向を認めた．

- 経過：眼振は，視標追跡検査の水平，垂直の所見の解離，視運動性眼振の障害などから，先天性眼振と診断．めまい自体は，身体疾患ではなく，不安・抑うつ状態による心因性めまいと診断．SSRIの投与でめまいは軽快した．

先天性眼振は，訴える症状が強い場合，中枢神経症状と誤りかねず，注意が必要である．この際，水平性にはsaccadic pursuitであるが，垂直性にはsmooth pursuitであること，視運動性眼振の障害，特に錯倒は，先天性眼振としての診断的価値の高い所見である．

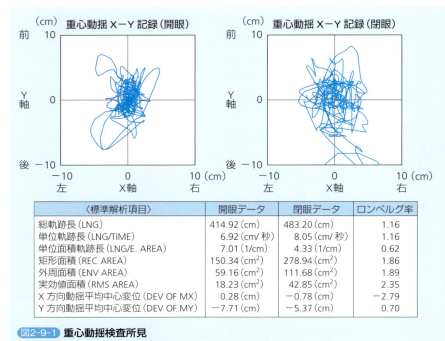

〈標準解析項目〉	開眼データ	閉眼データ	ロンベルグ率
総軌跡長 (LNG)	414.92 (cm)	483.20 (cm)	1.16
単位軌跡長 (LNG/TIME)	6.92 (cm/秒)	8.05 (cm/秒)	1.16
単位面積軌跡長 (LNG/E. AREA)	7.01 (1/cm)	4.33 (1/cm)	0.62
矩形面積 (REC AREA)	150.34 (cm^2)	278.94 (cm^2)	1.86
外周面積 (ENV AREA)	59.16 (cm^2)	111.68 (cm^2)	1.89
実効値面積 (RMS AREA)	18.23 (cm^2)	42.85 (cm^2)	2.35
X方向動揺平均中心変位 (DEV OF MX)	0.28 (cm)	−0.78 (cm)	−2.79
Y方向動揺平均中心変位 (DEV OF MY)	−7.71 (cm)	−5.37 (cm)	0.70

図2-9-1 重心動揺検査所見
開閉眼ともに著明な動揺を認める．

9. 心因性めまい

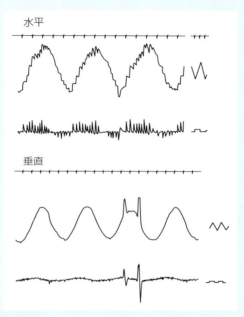

図2-9-2 視標追跡検査所見
水平性眼球運動はsaccadicであるが，垂直性眼球運動はsmoothである．

治療・対処法

　耳鼻科や内科をはじめとする身体科における心因性めまいの扱いかたの基本的な考え方を 図2-9-3 に示した．また，表2-9-1 には，3タイプの心因性めまいに対する基本的対処法を示した．心理因子の関与が強い身体疾患合併例は，身体科と精神科あるいは心療内科との併診，軽症ではない精神神経疾患の場合には，精神科での診察とすべきである．とくに，①統合失調症が疑われる場合，②怒りっぽいなど単純なうつ病ではなく，双極性障害が疑われる場合，③自殺企図を疑わせる言動のある場合，④比較的若年のうつ病の場合，⑤常用量の抗うつ薬や抗不安薬でコントロールできない場合，⑥愁訴がめまい以外の多岐にわたる場合には，身体科で抱え込みすぎないほうがよいだろう．

　心理的要因が比較的軽い場合には，抗不安薬や抗うつ薬（種々のSSRIなど）の

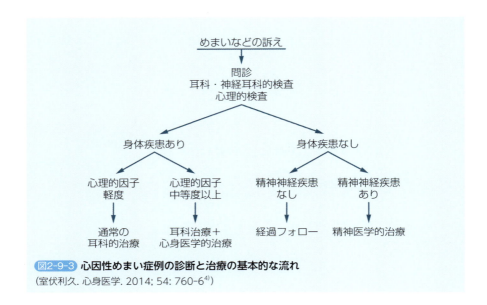

図2-9-3 心因性めまい症例の診断と治療の基本的な流れ
(室伏利久. 心身医学. 2014; 54: 760-6[4])

投与で対応できる場合が多い．これらの薬については，身体科の医師の場合，あれこれ使いわけるよりは，使い慣れた少数の薬剤に限って用いるほうがよいだろう．ベンゾジアゼピン系の薬剤は，依存形成などの副作用も多く，安易に用いることは避け，処方する場合は慎重に処方すること．不眠の強い場合は，睡眠導入薬を処方することもあるが，ファーストラインとしては，非ベンゾジアゼピン系の薬剤（ゾルピデム 5mg 分1，エスゾピクロン 1mg 分1）を用いる．新しい薬剤で使用実績は少ないが，オレキシン受容体拮抗薬であるスボレキサント（15〜20mg 分1）やメラトニン受容体を刺激するラメルテオン（8mg 分1）も用いられる．

　身体表現性障害の場合は，薬剤の効果が少ない．また，本人に，心理的因子の関与が高い病態であるという自覚が弱く，その点を指摘しても容易には納得せず，外来でてこずる．こうした症例の場合には，1回1回の診察にはさほど時間をかけなくても，ある程度長期間おつきあいして，本人が，自分のめまいが心因性かもという考えに至る瞬間を待って，精神科などに紹介することが，ベストと考える．一般の身体科の医師が心理療法に深くかかわることは避けたほうがよいだろう．

参考文献

1) 筒井末春. 心療内科におけるめまい症例. 耳展. 1996; 39: 411-5.
2) 堀井　新. めまいとストレス. Equilibrium Res. 2016; 45: 33-40.
3) 室伏利久. 問診と心理検査. Equilibrium Res. 2014; 73: 223-8.
4) 室伏利久. 心身症としてのめまいをどこまで耳鼻咽喉科で診るか. 心身医学. 2014; 54: 760-6.

参考書ガイド

前半にまず，めまい診療に関する勉強をすすめてゆくにあたって有用と思われる書籍をリストアップし，簡単なコメントをつけた．現在手に入りにくい書籍も一部に含まれるが，ご了承願いたい．後半には，診断基準やガイドラインをリストアップした．

参考書

Baloh RW, Kerber KA. Clinical neurophysiology of the vestibular system. 4th ed. New York: Oxford University Press; 2011.
> コンパクトによくまとまっためまいの教科書で，基礎から臨床までよくまとまっている．めまい臨床の入門書としてイチオシである．筆者も旧版で勉強した．

Brandt T. Vertigo. 2nd ed. Berlin: Springer; 1999.
> 単著として執筆された大きな教科書で，単著の長所と短所がある．長所は，全体に統一感があること，短所は，著者独特の疾患概念が登場することである．

Colombo B, Teggi R, editors. Vestibular migraine and related syndrome. Cham: Springer; 2014.
> 現在，前庭性片頭痛に関しての数少ないまとまった単行本として，この疾患に興味のある読者には参考になる．

Goldberg JM, Wilson VJ, Cullen KE, et al. The vestibular system: a sixth sense. Oxford: Oxford University Press; 2012.
> 前庭系の基礎から臨床までを網羅した教科書で，比較的新しい．著者のラインアップからもわかるように，基礎，とくに神経生理学に力点が置かれた本である．

参考書ガイド

Leigh RJ, Zee DS. The neurology of the eye movement. 5th ed. New York: Oxford University Press; 2015.
> 眼球運動に関しては，バイブルともいうべき書籍である．通読するのはなかなか骨が折れるかもしれない．百科事典的に利用してもよいかもしれない．

Murofushi T, Kaga K. Vestibular evoked myogenic potential: its basics and clinical applications. Tokyo: Springer; 2009.
> 前庭誘発筋電位（VEMP）の数少ない単行本である．VEMPに興味がある読者には参考になる．

Schuknecht HF. Pathology of the ear. 2nd ed. Philadelphia: Lea & Febiger; 1993.
> めまいの教科書ではないが，神経耳科学の基礎となる側頭骨病理のバイブルである．

内野善生. めまいと平衡調節. 東京: 金原出版; 2006.
> 前庭系の神経生理学のトップランナーであった著者の単著である．日本語でこの領域について勉強できる貴重な書籍である．

加我君孝. めまいの構造. 2版. 東京: 金原出版; 2006.
> めまい全体の疾患概念をとらえるのに適した書籍である．小児のめまい，平衡障害，発達についてもページが割かれている．

日本めまい平衡医学会, 編.「イラスト」めまいの検査. 2版. 東京: 診断と治療社; 2009.
> 若干古くなった部分もあるが，めまいにかかわる検査についてわかりやすくまとめられた書籍である．

小松崎 篤, 篠田義一, 丸尾敏夫. 眼球運動の神経学. 東京: 医学書院; 1985.
> 基礎から臨床まで網羅したこの領域の日本語の良著である．現在は少し手に入りにくいかもしれない．

篠原幸人, 監修. 永山正雄, 濱田潤一, 編. 神経救急・集中治療ハンドブック. 東京: 医学書院; 2006.
　　神経疾患の救急についてまとめられた好著である. めまいについても書かれている.

城倉　健. 外来で目をまわさない めまい診療シンプルアプローチ. 東京: 医学書院; 2013.
　　めまい, とくにその救急について書かれた書籍で, ポイントがコンパクトにまとめられている. 著者は, 神経内科医であり, 中枢性めまいについて参考になる点も多い.

水野正浩, 室伏利久. 神経疾患の ENG アトラス. 東京: 医歯薬出版; 1994.
　　神経疾患の ENG 所見についてまとめられた書籍で, ENG について勉強したい読者には有用である.

室伏利久. VEMP 活用ガイドブック. 東京: 金原出版; 2007.
　　やや古くなったが, VEMP に関するほぼ唯一の日本語の解説書である.

室伏利久. 加齢とめまい・平衡障害. 東京: 新興医学出版社; 2013.
　　高齢者のめまいについてまとめられている.

診断基準・ガイドライン
〈全般〉
Bisdorff A, von Brevern M, Lempert T, et al. Classifcation of vestibular symptoms: towards an international classifcation of vestibular disorders. J Vestib Res. 2009; 19: 1-13.

小松崎　篤, 他. めまい診断基準化のための資料. Equilibrium Res. 1995; Suppl 11: 29-57.

〈メニエール病〉
AAO-HNS guidelines for the evaluation of therapy in Meniere's disease.

Otolaryngol Head Neck Surg. 1995; 113: 181-5.

Lopez-Escamez JA, Carey J, Chung WH, et al. Diagnostic criteria for Menière's disease. J Vestib Res. 2015; 25: 1-7.

前庭機能異常に関する調査研究班. メニエール病診療ガイドライン. 2011年版. 東京: 金原出版; 2011.

〈BPPV〉
von Brevern M, Bertholon P, Brandt T, et al. Benign paroxysmal positional vertigo: diagnostic criteria. J Vestib Res. 2015; 25: 105-17.

日本めまい平衡医学会診断基準化委員会, 編. 良性発作性頭位めまい症診療ガイドライン（医師用）. Equilibrium Res. 2009; 68: 218-25.

〈前庭性片頭痛〉
日本頭痛学会・国際頭痛分類委員会, 訳. 国際頭痛分類 第3版 beta版（日本語版）. 東京: 医学書院; 2014.

Lempert T, Olesen J, Furman J, et al. Vestibular migraine: diagnostic criteria. J Vestib Res. 2012; 22: 167-72.

〈小児〉
日本小児心身医学会. 小児心身医学会ガイドライン集. 2版. 東京: 南江堂; 2015.

おわりに

　めまいの臨床のために必要な基礎知識から各種のめまい疾患の最新の診断基準や治療法まで，筆者の日常の経験や考え方に基づいて記載した．したがって，項目によっては，一般的なテキストより細かく記載されている部分もあれば，あっさりとした記載で済ませている部分もある．足りないと感じられる部分があれば，他の成書も参考にしていただきたい．参考文献のほかに，参考書案内もつけたので，利用していただきたい．

　本書から得られた知識や考え方を応用され，診断名から「めまい症」を減少させることに少しでも貢献できたとすれば，望外のよろこびである．

2016年10月

室伏利久

索引

あ行

悪性頭位めまい症	91
足踏み検査	32
圧刺激検査	29
アルコール性小脳変性症	119
位置ベクトル	46
オリーブ橋小脳萎縮症	119
温度刺激検査	39, 107

か行

外側前庭脊髄路	11
外側半規管	5
外側半規管型良性発作性頭位めまい症	28, 88
回転眼振	9
回転検査	41
外リンパ瘻	22, 64, 81, 108
下肢体性感覚障害	130
下前庭神経	6
下前庭神経炎	104
蝸電図	80, 81
加齢性平衡障害	132
球形嚢	3
急速眼球運動検査	36
共同運動障害	24
起立性調節障害	122, 124
起立性低血圧	75
緊張型頭痛	101
筋力・平衡トレーニング	133
空間識	15
クプラ結石症	87
グリセロール cVEMP テスト	81
グリセロールテスト	81
外科的療法	61
下船病	13
ゲンタマイシン	61
後下小脳動脈	112
後半規管	5
後半規管型良性発作性頭位めまい症	87
交分水嶺性抑制	7
後迷路性難聴	49
交連性抑制	7
鼓室内注入療法	61

さ行

錯倒現象	39, 138
鎖骨下動脈盗血症候群	53
三叉神経血管説	98
視運動性眼振検査	36, 38
耳音響放射	49
刺激性眼振	78
支持	68
耳石器	3
視標追跡検査	37
周期性失調症	101, 119
重心動揺検査	44, 112
周波数特性	49
主観的視性垂直位	17
主観的視性垂直(水平)位検査	43
受容	68
純回旋性眼振	25
上小脳動脈	112
上前庭神経	6
上前庭神経炎	104
小児のめまい	121

索引

小脳	14
上半規管裂隙症候群	22, 30, 49
心因性めまい	135
神経原性炎症	99
進行性核上性麻痺	119
真珠腫性中耳炎	22
身体表現性障害	135
振動覚	34
振動刺激誘発眼振検査	29
心理テスト	137
心理療法	66
垂直性眼振	25, 110
垂直性頭位変換眼振	28
髄膜腫	117
スペクトル解析	119
生活療法	55
脊髄小脳変性症	117
前下小脳動脈	112
線条体黒質変性症	119
全前庭神経炎	104
前庭型メニエール病	108
前庭眼反射	9
前庭自律神経反射	11
前庭神経	6
前庭神経炎	104
前庭神経核	7
前庭神経節	6
前庭神経切断術	62
前庭性片頭痛	81, 96, 108
前庭脊髄反射	10
前庭代償	13
前庭皮質	15
前庭迷路	3
前庭迷路炎	106
前庭迷路神経炎	106
前庭誘発筋電位検査	46
前庭リハビリテーション	64, 109
先天性眼振	39, 110, 138
前半規管	5
前半規管型良性発作性頭位めまい症	89
速度ベクトル	46
側方注視麻痺	24

た行

体幹失調	110, 114
代償	130
大脳基底核	15
多系統萎縮症	75, 119
多発性硬化症	108, 117
短腕型良性発作性頭位めまい症	90
遅発性内リンパ水腫	81
中耳加圧治療	65
注視眼振検査	24
注視方向性眼振	24, 110
中枢性めまい	110
チューニング特性検査	81
聴神経腫瘍	81, 116
聴性脳幹反応	49
直立検査	32
椎骨動脈解離	101
椎骨脳底動脈系	112
椎骨脳底動脈循環不全	51, 108, 114, 129
追跡眼球運動検査	36
継ぎ足歩行	33
定方向性眼振	24
てんかん	122
電気眼振計検査	36
頭位治療	64, 92
頭位・頭位変換眼振検査	26
頭振後眼振検査	29
頭頂島前庭皮質	15
糖尿病	75
動揺病	12
特発性両側末梢前庭機能低下症	108, 129
突発性難聴	81

な行

内耳性難聴	51
内耳窓閉鎖術	63
内耳梅毒	81
内側前庭脊髄路	11
内リンパ水腫	49, 78
内リンパ水腫推定検査	81
内リンパ嚢開放術	62

は行

パワースペクトル	46
パワーベクトル分析	46
半規管	3
半規管結石症	87
半規管遮断術	63
反跳眼振	25, 110
皮質拡延性抑制	98
疲労現象	27, 86
不安障害	135
フェニトイン	120
浮遊耳石置換法	64
フロセミドテスト	81
分水嶺	5
平衡訓練	64, 109
平衡斑	3
偏垂直軸回転検査	41
片頭痛	96, 124
片頭痛関連めまい	96
片頭痛性めまい	96
ベンゾジアゼピン	59
偏中心性回転検査	42
方向交代性下向性頭位眼振	28
方向交代性上向性頭位眼振	28
傍腫瘍性小脳変性症	119
膨大部稜	5
歩行検査	32, 33
保証	68

ま行

麻痺性眼振	78
迷路摘出術	62
迷路瘻孔	29
メニエール病	77, 101
メニエール病/前庭性片頭痛　オーバーラップ症候群	99, 101

や行

薬物療法	57
有毛細胞	3
抑うつ性障害	135

ら行

卵形嚢	3
理学療法	64
リチウム製剤	120
良性再発性めまい	101
良性発作性頭位めまい症	28, 85, 101, 105
良性発作性めまい	101, 121, 124
瘻孔症状	29
ロンベルグ率	45

アルファベット

ABR	49, 117
AICA症候群	114
Arnold-Chiari奇形	119
auditory neuropathy	51
bHIT	31, 107
BPPV	85
BPV	124
Brandt-Daroffの理学療法	92
Bruns-Cushing眼振	117
catch-up saccade	31, 42
Cogan症候群	81
congenital nystagmus	39
covert saccade	43

cVEMP	107
DHI	34, 136
Dix-Hallpike 法	28
DPOAE	49
dysmetric pursuit	37
EA-2	119
eccentric rotation test	42
ENG	36
episodic ataxia	119
Epley 法	92
Gufoni 法	92
HADS	34
head impulse test (HIT)	31, 42
head-shaking nystagmus test	29
Hennebert's sign	30
HINTS	107, 111
Horner 症候群	108
IBV	108, 129
jumbling 現象	22, 108
Lempert 法	92
OAE	49
ocular dysmetria	38, 112
ocular hypermetria	38
ocular hypometria	38
OD	125
off-vertical axis rotation test	41
OKP	38
overt saccade	42
POMS	34
pressure-induced nystagmus test	29
Romberg 現象	22, 32
saccadic pursuit	37, 112
SCA1	117
SCA3	117
SCA6	117
SDS	34
Semont 法	92
Shy-Drager 症候群	119
skew deviation	112
smooth pursuit	37
Stenger 法	28
superior canal dehiscence syndrome	30
timed up and go 検査	33
Tullio 現象	22
VBI	130
VEMP	46, 117
vestibular schwannoma	116
vHIT	31, 42
vibration-induced nystagmus test	29
visual suppression	110
visual suppression test	39
VOG	36
Vogt-Koyanagi-Harada 病	81
VSS	34
Wallenberg 症候群	108, 114
Wernicke 脳症	120
X-Y 記録図	44

めまいの診かた，治しかた　　　　　　　　　Ⓒ

| 発　行 | 2016年11月1日 | 初版1刷 |

著　者　室伏　利久
　　　　　むろ　ふし　とし　ひさ

発行者　株式会社　中外医学社
　　　　代表取締役　青　木　　滋

〒162-0805　東京都新宿区矢来町62
電　　話　(03)3268-2701(代)
振替口座　00190-1-98814番

印刷・製本/三和印刷(株)　　　　　＜MS・HU＞
ISBN978-4-498-06276-4　　　　　Printed in Japan

JCOPY ＜(株)出版者著作権管理機構　委託出版物＞

本書の無断複写は著作権法上での例外を除き禁じられています．複写される場合は，そのつど事前に，(社)出版者著作権管理機構（電話 03-3513-6969，FAX 03-3513-6979，e-mail: info@jcopy. or. jp）の許諾を得てください．